Stress bewältigen

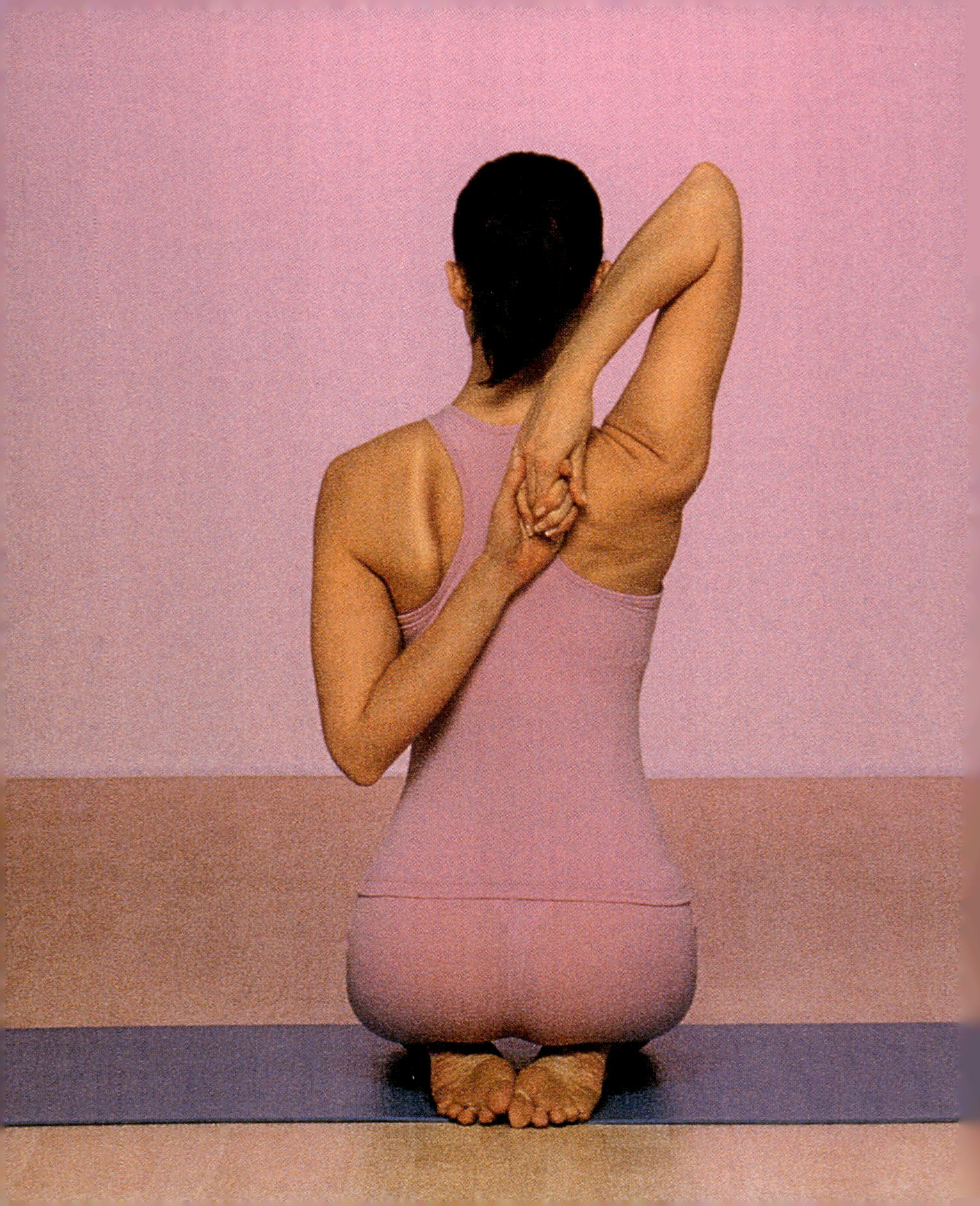

Stress bewältigen

Ruth Gilmore

Dorling Kindersley

DORLING KINDERSLEY
London, New York, München,
Melbourne, Delhi

Reihenbildbetreuung Anne-Marie Bulat
Reihenbetreuung Jane Laing

Reihenberatung Peter Falloon-Goodhew
Cheflektorat Gillian Roberts
Bildredaktion Karen Sawyer
Programmleitung Mary-Clare Jerram

DTP-Design Sonia Charbonnier
Herstellung Joanna Bull

Fotos Graham Atkins-Hughes

Bibliografische Information Der Deutschen Bibliothek
Die Deutsche Bibliothek verzeichnet diese Publikation in der Deutschen Nationalbibliografie; detaillierte bibliografische Daten sind im Internet über http://dnb.ddb.de abrufbar.

Titel der englischen Originalausgabe:
Yoga for living. Relieve stress

Übersetzung Sabine Schulte, Hamburg
Redaktion Karin Schanzenbach, Hamburg

ISBN 3-8310-0438-2

Printed and bound in Hong Kong/China
by South China

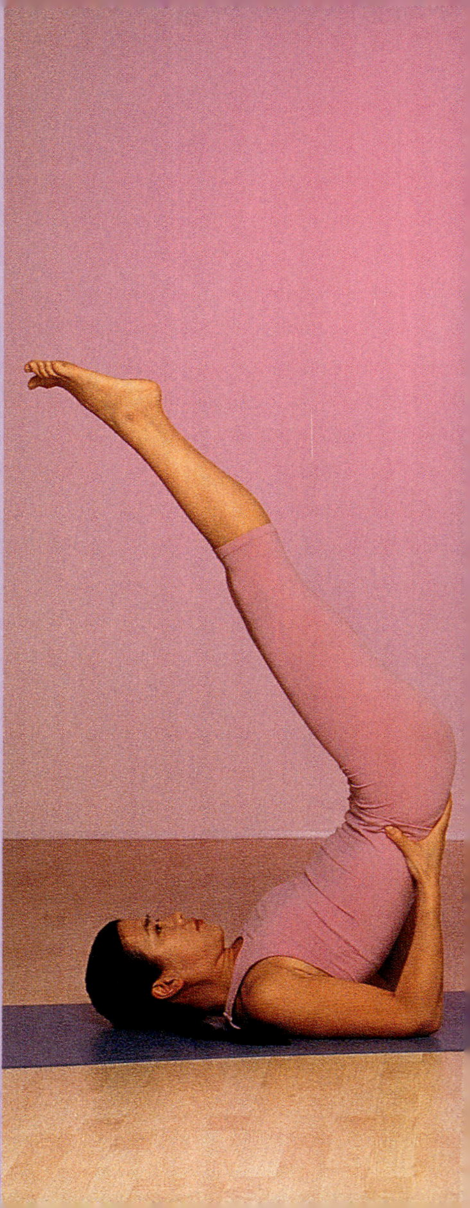

Inhalt

Einleitung

Yoga ist universell und zeitlos. Seine ganzheitlichen Übungen lassen uns zu unserem wahren Selbst Kontakt finden und innere Ruhe und Balance entwickeln, die zur Stressbewältigung befähigen.

Der Körper kann große Veränderungen in den Lebensbedingungen bewältigen, etwa extreme Temperatur- oder Höhenunterschiede. Er besteht aus Millionen von Zellen, die komplexe Organe und Organsysteme bilden. Diese arbeiten zusammen, sodass ein stabiles inneres Milieu entsteht, in dem die Zellen unabhängig von Vorgängen in der Außenwelt überleben können.

Während des gesamten Lebens reagiert der Körper ständig auf Ereignisse und Aktivitäten. Egal ob wir schlafen, Sport treiben oder auf dem Kopf stehen, der Körper passt die Herzfrequenz, den Blutdruck und die Atmung so an, dass die lebenswichtige innere Stabilität gewährleistet ist.

Jeden Faktor, der dieses Gleichgewicht zu stören droht, bezeichnet man als Stressor, und seine Wirkung auf den Körper nennt man Stress. Stressoren können unterschiedlicher Art sein. Zu den physischen Stresso-

GESUNDHEITSTIPPS

Wenn Ihr Arzt Ihnen geraten hat, sich körperlich nicht zu überanstrengen, oder wenn Sie andere gesundheitliche Probleme haben, lassen Sie sich von einem qualifizierten Yogatherapeuten oder -lehrer (Seite 128) beraten, bevor Sie mit diesem Buch arbeiten. Auf Seite 17 finden Sie Ratschläge für einige häufige Beschwerden, und bei einzelnen Übungen stehen Hinweise zur »Vorsicht« oder Alternativen. Falls Sie schwanger sind oder vor kurzem entbunden haben, fragen Sie einen qualifizierten Yogalehrer, welche Übungen für Sie sinnvoll sind.

ren gehören extreme Klimabedingungen und Höhen, Verletzungen, unter Umständen auch Sport und Schlafmangel. Auch psychische Faktoren wie Angst oder Kummer lösen Stressreaktionen aus.

Positive Stressoren

Nicht alle Stressoren sind für den Körper schädlich. Wir brauchen ein gewisses Maß an Stimulierung, um gesund und aktiv zu bleiben. Kinder, die nicht mit anderen spielen dürfen und wenig oder gar keinen Körperkontakt haben, leiden als Erwachsene oft unter physischen und psychischen Problemen. Ohne die Reize der Stressoren würden Körper und Geist in Trägheit und Depression verfallen.

Das richtige Maß an Stress kann die Leistung sogar steigern. Wer öffentlich auftritt, weiß meistens, wie nützlich die richtige Portion »Lampenfieber« ist, und Sportler schätzen den »Adrenalinstoß«, der sie zu Höchstleistungen befähigt.

Auch angenehme Ereignisse und Aktivitäten können Stressreaktionen auslösen. Die Forschung hat gezeigt, dass eine Heirat oder ein Urlaub fast ebenso stressreich sein kann wie der Verlust des Arbeitsplatzes oder ein Umzug.

Für eine optimale, allumfassende Gesundheit ist die richtige Menge vom richtigen Typ an Stressoren nötig. Außerdem muss man wissen, wie man mit einem Zuviel an Stressoren oder mit unangenehmen Stressoren umgehen kann.

Akuter und chronischer Stress

Stress kann akut oder chronisch sein. In einer akuten Stresssituation aktiviert der Körper die »Furcht-, Kampf- oder Flucht«-Reaktion (FKF). Das ist eine reflexhafte Reaktion mehrerer Systeme, die vom sympathischen Nervensystem ausgelöst wird. Sie bereitet den Körper darauf vor, dass er notfalls kämpfen oder vor der Gefahr davonlaufen kann.

Die Atmung wird rascher und tiefer, das Herz pumpt schneller und kräftiger. Gehirn und Muskeln werden verstärkt durchblutet, und in Organsystemen wie Haut und Verdauungstrakt, auf deren normale Funktion man notfalls verzichten kann, wird die Blutzufuhr reduziert. Die Pupillen weiten sich, um besser sehen zu können. Die Ausschüttung des Hormons Adrenalin aus den Nebennieren versetzt den ganzen Körper in einen Alarmzustand. Die Adrenalinproduktion beeinflusst auch die Sekretion vieler anderer Hormone und koordiniert so die verschiedenen Abläufe.

Wenn die akute Situation vorbei ist, klingt die »FKF«-Reaktion ab. Das normale Gleichgewicht wird rasch wieder hergestellt, und unangenehme Empfindungen verschwinden bald.

Ist man aber regelmäßig zu vielen Stressoren ausgesetzt, dann entsteht ein eher chronischer Zustand, denn die »FKF«-Reaktion bleibt teilweise aktiviert. In diesem Zustand ist der Adrenalinspiegel im Blut höher als normal, und man fühlt sich ständig gereizt, ist weniger leistungsfähig und zunehmend erschöpft.

Negative Stressoren

Stressoren können Körper, Geist und Psyche beeinflussen. Der Körper steht unter Stress, wenn man in einem Klima mit ausgeprägten Temperatur- und Feuchtigkeitsunterschieden oder in großer Höhe lebt. Dieses Problem tritt bei uns eher selten auf.

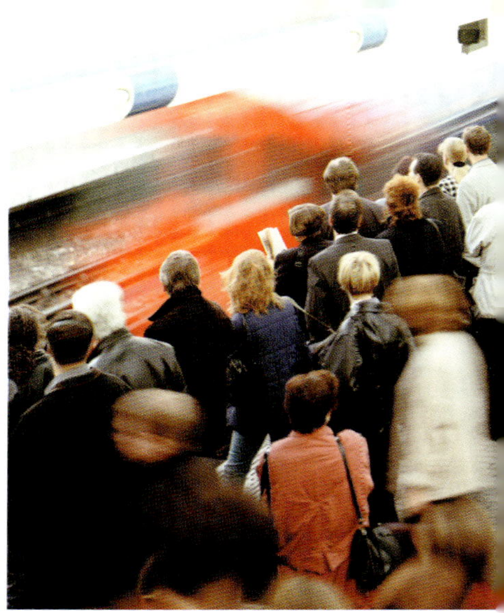

An jedem Arbeitstag morgens und abends im Berufsverkehr zu stecken kann den physischen Stress beträchtlich erhöhen.

Viele von uns sind jedoch anderen, vermeintlich weniger extremen körperlichen Stressoren ausgesetzt, wie z. B. Luftverschmutzung und Umweltgiften. Auch ungünstige Arbeitsbedingungen wie unergonomische Arbeitsplätze oder Nachtschichten schaden zahlreichen Menschen – genauso wie überfüllte und unzuverlässige öffentliche Verkehrsmittel.

Mentaler Stress ist häufiger als körperlicher. Die heutigen Kommunikationssysteme tragen dazu bei, dass das

Leben ein Tempo bekommt, wie es die Menschheit noch nie erlebt hat. Manchmal ist es fast unmöglich, Muße – »Zeit für mich« – zu finden, und wenn sich tatsächlich eine Pause zeigt, merkt man vielleicht, dass man nicht mehr abschalten kann.

Auf die Dauer kann chronischer Stress mutlos machen. Heutzutage fühlt man sich leicht wie in einer Tretmühle, in der die Schufterei kein Ende nimmt.

In so einer Situation können sich psychische Krankheiten wie z. B. Angst und Depressionen einstellen. Wenn die Stresshormone Adrenalin und Cortisol vermehrt ausgeschüttet werden, werden die normalen Körperfunktionen gestört, sodass der Körper für eine Reihe von Krankheiten anfällig wird. Chronischer Stress kann Leiden wie Bluthochdruck, Infektionen, Allergien, Ausschläge und Verdauungsprobleme verschlimmern.

Stressfaktoren

Die moderne Lebensweise trägt zu chronischem Stress bei. Die meisten Menschen arbeiten, entweder als Angestellte oder selbstständig. Viele Arbeit-

ZEICHEN FÜR ZU VIEL STRESS

Wer chronisch zu viel Stress hat, spürt das physisch, mental und emotional.

- Verspannte Muskeln in Nacken und Schultern führen zu Schmerzen und Steifheit.
- Die Muskelspannung in Kopfhaut und Kiefer verursacht Kopf- und Gesichtsschmerzen. Migräne, nächtliches Zähneknirschen, Nägelkauen und Herumzappeln sind häufig.
- Der Puls wird schneller, die Atmung wird flach, und man schwitzt.
- Verdauungsstörungen führen zu Sodbrennen, Reizdarm und Darmproblemen.
- Man fühlt sich gehetzt und ständig unter Druck, leidet unter Müdigkeit, Angst, Depressionen, ständigen Sorgen und einem überaktiven Geist, der nie zur Ruhe kommt.
- Schlaflosigkeit führt zu vermehrter körperlicher Müdigkeit, und weil man nicht abschalten kann, geraten die Schlafgewohnheiten weiter durcheinander.
- Panikattacken können die Ausschüttung von weiterem Adrenalin bewirken. Der Appetit kann gestört sein, und vermehrter Alkoholkonsum kann zu Alkoholabhängigkeit führen.
- Viele Menschen rauchen, um Stress abzubauen, aber das verschlimmert die Situation nur, weil es den Körper mit Giften überschwemmt und Lungen und Blutgefäße schädigt.

nehmer sind regelmäßig Leistungskontrollen unterworfen, müssen Termine einhalten, Verkaufszahlen erreichen oder Überstunden leisten, um Provisionen zu erhalten. Wer im Management arbeitet, steht durch die zusätzliche Verantwortung unter erhöhtem Druck.

Viele Menschen, vor allem Frauen, sind Mehrfachbelastungen ausgesetzt. Sie kümmern sich um Haus und Familie und gehen außerdem ihrem Beruf nach. Es erfordert fast übermenschliche Fähigkeiten, zu planen, zu organisieren und mehrere Dinge gleichzeitig zu erledigen. Kein Wunder, dass viele Frauen mit jüngeren Kindern das Gefühl haben, immer müde und gereizt zu sein!

Auch besondere Vorkommnisse im Leben können als Stressoren wirken. Todesfälle, Scheidungen, Umzüge, Geburten und Berufswechsel führen zu beträchtlichem Stress. Wenn mehrere solcher Ereignisse innerhalb von kurzer Zeit auftreten, kann der Stress leicht zu groß werden.

Viele von uns sitzen zu viel. Oft finden wir einfach keine Zeit, um Sport zu treiben oder uns zu bewegen. Aber: Der Körper ist zum Gebrauch geschaffen und wird ohne regelmäßige Betätigung steif und schwach.

Doch zu viel Sport kann genauso stressen wie zu wenig. Für manche Menschen ist es zur Sucht geworden, zum Zweck der Stressbewältigung den Körper an seine Grenzen zu bringen. Das kann mit dem Wunsch zusammenhängen, wie eine berühmte Persönlichkeit auszusehen, und lässt eine tiefe innere Unzufriedenheit erkennen. Insgesamt erhöht sich damit leider der Stresspegel.

Auch eine schlechte Körperhaltung kann den Stress verstärken. Langes Sitzen bei der Arbeit oder im Auto ist nicht hilfreich, genauso wenig wie Stehen und Gehen mit Einkaufs- oder Schultaschen oder Kindern auf dem Arm. Solche physischen Stressoren können zu Schmerzen und Verspannungen in Nacken, Schultern und unterem Rücken führen.

Außerdem beeinflusst die geistige oder psychische Verfassung den Stresspegel deutlich. Vor einer Prüfung oder einem Bewerbungsgespräch z. B. kann man sich selbst so unter Druck setzen, dass der Stress zu groß wird. Auch gesundheitliche Beschwerden, vor allem in Verbindung mit chronischen Schmerzen, erhöhen den Stress. Arthritis, Fibromyalgie, Reizdarm und ähnliche Krankheiten können die Bewältigung der alltäglichen Aufgaben erschweren und so den Druck noch erhöhen.

Die moderne weltweite Nachrichtentechnik führt dazu, dass wir fast sofort über jede Art von Katastrophen informiert werden, selbst wenn sie sich Tausende von Kilometern entfernt ereignen. Herzzerreißende Bilder und Interviews sind Stressfaktoren, besonders wenn sie das Gefühl hinterlassen, nichts tun zu können.

Das Gleichgewicht wieder herstellen

Wenn Sie zahlreichen Stressoren ausgesetzt sind, sollten Sie Ihren Lebensstil überprüfen und entsprechend ändern. Doch bevor wir unsere Lebensweise ändern können, müssen wir wahrnehmen, wie wir uns wirklich fühlen. Stress kann die Informationen, die Tausende sensorischer Nervenenden überall im Körper ans Gehirn schicken, verschleiern; so verlieren wir immer mehr den Kontakt zu uns selbst. Die Folge ist, dass wir Müdigkeit erst spüren, wenn sie zur Erschöpfung wird, und Muskelverspannungen nur dann, wenn sie unerträglich werden.

Wenn Sie an diesem Punkt sind, sollten Sie unbedingt lernen, Ihr Tempo zu drosseln und wieder Fühlung mit den natürlichen Rhythmen

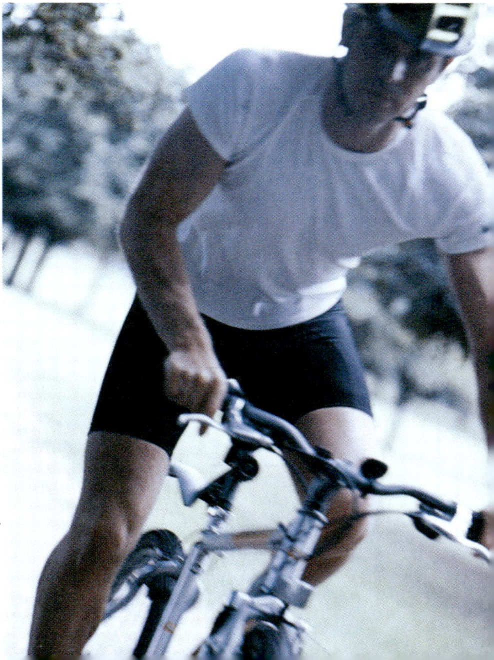

Regelmäßige Bewegung wie Radfahren hilft, den Körper fit zu halten, sodass er besser mit Stress umgehen kann.

von Körper, Geist und Psyche aufzunehmen. Wenn Sie lernen, sich objektiv zu beobachten, können Sie wahrnehmen, wie Sie sich wirklich fühlen, und die Vorgänge in Stresszeiten besser verstehen. Und wenn Sie Kontakt zu sich selbst aufnehmen können, nehmen die Stresssymptome allmählich ab. Panikattacken und andere Anzeichen für Stress lassen nach und beeinträchtigen Sie nicht mehr.

Wie kann Yoga helfen?

Yoga ist eine uralte Lehre, ein System, das den Menschen mit seinem wahren Selbst verbindet und ihn befähigt wahrzunehmen, wie die Dinge wirklich sind und was er vom Leben will. Yoga wirkt auf alle Ebenen der Person gleichzeitig ein – auf Körper, Geist und Psyche.

Sanfte, angenehme Dehnungen und Asanas (traditionelle Yogastellungen) entspannen die Muskeln, lösen die Gelenke und bewahren die körperliche Gesundheit. Entspannungstechniken helfen dem Körper, noch weiter loszulassen und neue Energie zu gewinnen.

Im Yoga wird mit dem Atem gearbeitet; er dient als Verbindung zwischen Körper und Geist. Einfache Atemübungen lassen den Geist leichter zur Ruhe kommen und lehren seine »denkenden« Bereiche, sich zu entspannen und auszuruhen. Diese

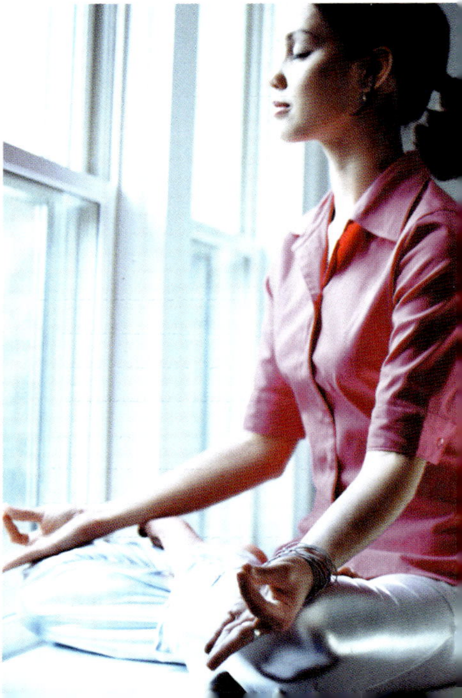

Atemübungen mit einem Mudra (symbolische Handstellung) können helfen, sich zu zentrieren und in Stresssituationen die innere Ruhe wiederzufinden.

Übungen führen zu einer einfachen Meditation, die die Erfahrung der inneren Stille noch vertieft. Das Gefühl von Gelassenheit und Ausgeglichenheit wird mit ins Alltagsleben genommen, und damit lässt sich auch der größte Stress gut bewältigen.

Anders als in anderen Lebensbereichen findet im Yoga kein Wettbewerb statt. Durch regelmäßiges Üben entsteht Selbst-Akzeptanz, die wiederum zu persönlichem Wachstum führt. Viele andere Methoden zum Stressabbau, wie Reflexzonentherapie und Massagen, sind zwar wertvoll, erfordern aber einen Behandler; beim Yoga übernehmen Sie selbst die Verantwortung für sich und Ihre Übungspraxis.

Wenn Sie Yogaübungen regelmäßig praktizieren, werden Sie merken, dass Sie Yoga auch im Alltag leben. Ihre Lebenseinstellung verändert sich, Gewohnheiten oder Handlungen von Kollegen oder Familienangehörigen regen Sie nicht mehr auf. Sie können ruhig bleiben, wenn etwas nicht so ausgeht, wie Sie gehofft hatten, Sie bewältigen die täglichen Probleme besser und finden befriedigende Lösungen.

WIE SIE DIESES BUCH VERWENDEN

Das Buch ist in drei Teile gegliedert. Das Kapitel Grundlagen bietet Anleitung zum Praktizieren des Yoga und einige elementare Atemübungen und Dehnübungen zum Aufwärmen. Machen Sie sich damit vertraut, bevor Sie zum Kapitel Übungen weitergehen. Dieses enthält eine Auswahl an Yogastellungen und Atemübungen sowie eine einfache Meditation und eine Entspannungstechnik. Arbeiten Sie die Stellungen nach und nach durch. Versuchen Sie nicht, alle auf einmal zu üben. Schauen Sie sich zuerst die Fotos an, um ein Gefühl für die Position zu bekommen, und folgen Sie dann den begleitenden Anweisungen. Wenn Ihnen eine Stellung schwer fällt, arbeiten Sie zuerst an den Vorbereitungsschritten, oder Sie probieren es, wo angegeben, mit der Alternative.

Im Kapitel Programme werden ausgewählte Stellungen und andere Übungen zu einer Reihe kurzer Yogaprogramme zusammengestellt, die für spezielle Situationen bestimmt sind. Sie sollten die Stellungen beherrschen, ehe Sie diese Programme üben.

Traditionell lernt man Yoga bei einem Lehrer, und vom Besuch eines Yogakurses profitieren Sie in jedem Fall. Organisationen, die Ihnen helfen können, einen qualifizierten Lehrer zu finden, sind auf Seite 128 aufgeführt.

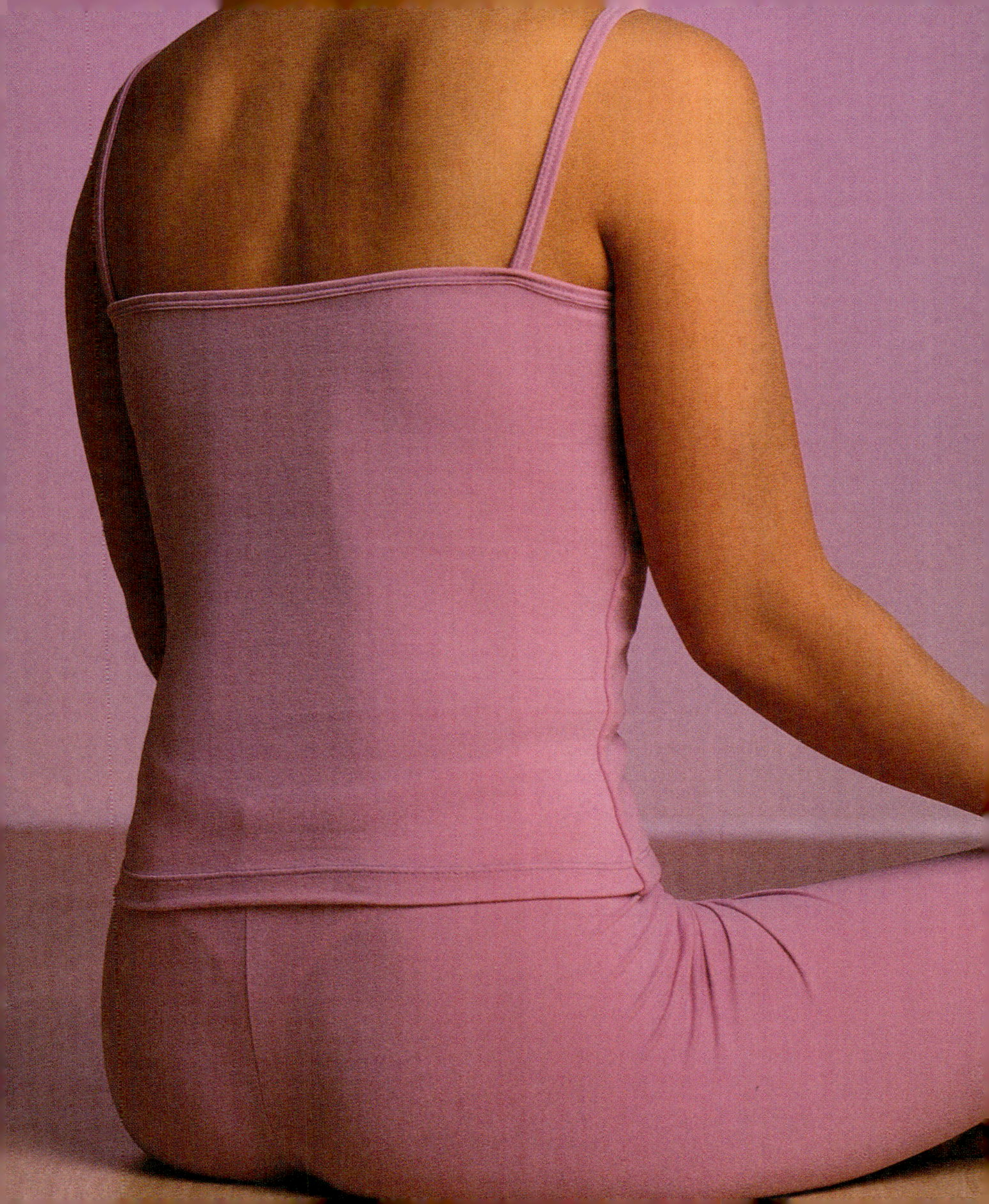

Teil **1**

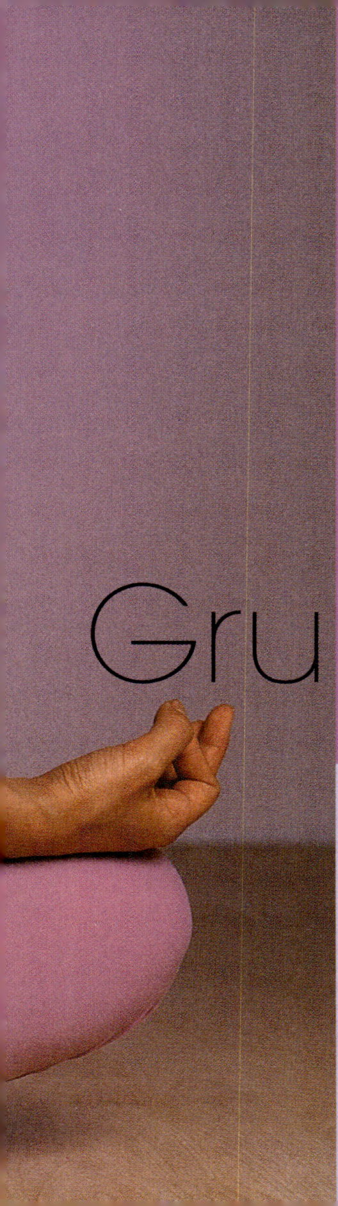

Grundlagen

Dieses Kapitel zeigt Ihnen einige Grundpositionen im Stehen, Sitzen und Liegen. Es enthält Übungen zum Atmen mit Bewegungen, die den Körper lösen und die Verbindung zum Atem vertiefen sollen. Atem- und Zentrierungsübungen helfen, das Yoga achtsam zu praktizieren.

Ehe Sie beginnen

Yoga hilft, Stress besser zu bewältigen, denn es lehrt, innezuhalten und loszulassen. Praktizieren Sie die Positionen langsam und bewusst, mit gezielten, achtsamen Bewegungen.

Schaffen Sie sich jeden Tag »Zeit für mich«, um Yoga zu üben. Täglich einige Minuten sind besser als zweimal wöchentlich eine ganze Stunde.

Üben Sie immer mit leerem Magen. Nach einer großen Mahlzeit sollten Sie drei, nach einer leichten zwei Stunden und nach einem Snack eine Stunde warten. Tragen Sie bequeme Kleidung, damit Sie sich frei bewegen und tief atmen können. Üben Sie auf einer Matte oder einer rutschfesten Fläche, wo Sie genug Platz haben, um sich auszustrecken.

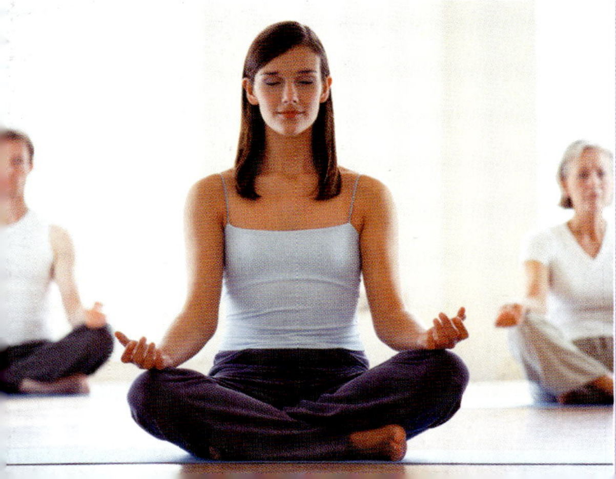

EINEN YOGAKURS BESUCHEN

Yoga regelmäßig unter Anleitung eines erfahrenen Lehrers zu üben kann eine wertvolle Hilfe sein, um Stress auf positive Weise zu bewältigen. Ein Yogakurs trägt dazu bei, dass man seine eigenen Fähigkeiten weiterentwickelt und dass die Entspannung, die zum Stressabbau führt, tiefer wird.

Gehen Sie beim Üben »freundlich« mit sich um. Zwingen Sie Ihren Körper nie zu unangenehmen oder anstrengenden Haltungen, denn das ist kontraproduktiv. Zu Anfang sind Sie vielleicht ein paar Tage lang etwas steif, aber das geht schnell vorbei.

Hilfe von einem Lehrer

Wenn Sie die Methode zur Stressbewältigung erlernen wollen, erleichtern Sie sich die Arbeit, wenn Sie regelmäßig einen Yogakurs besuchen. Erkundigen Sie sich an Ihrem Wohnort, um das passende Angebot zu finden. Es gibt viele verschiedene Yogarichtungen. Manche betonen die Bewegung und die Stellungen, andere sind meditativer. Organisationen, die bei der Suche helfen können, stehen auf Seite 128.

Die fachkundige Anleitung, die ein qualifizierter Yogalehrer gibt, ist sehr wertvoll. Vielleicht interessieren Sie sich auch für einige Einzelstunden bei einem Yogatherapeuten, bevor Sie einen Kurs besuchen. Wenn Sie zwischen den Unterrichtsstunden zu Hause üben wollen, kann Ihr Lehrer Sie anleiten.

YOGA BEI GESUNDHEITLICHEN EINSCHRÄNKUNGEN

- Bei Bluthochdruck, Herzleiden, Glaukom oder Netzhautablösung den Kopf nicht tiefer als auf Herzhöhe halten.
- Bei Bluthochdruck und Herzleiden dürfen Positionen im Stehen und in Bauchlage nur kurze Zeit gehalten werden, bei Hypertonie außerdem die Arme unterhalb des Kopfes halten.
- Bei zu niedrigem Blutdruck aus Beugestellungen langsam hochkommen.
- Bei Rücken- oder Ischiasproblemen sind Beugungen und Drehungen, die Schmerzen oder andere Symptome (wie Kribbeln oder Taubheit in den Beinen) verursachen, zu meiden. Beim Vorwärtsbeugen die Knie gebeugt halten.
- Bei einem Leistenbruch oder nach einer Bauchoperation darf man keinen starken Druck auf den Bauch ausüben.
- Bei Arthritis kann man die Gelenke so weit mobilisieren, wie es schmerzfrei möglich ist.
- Bei Arthritis im Nacken oder anderen Nackenproblemen den Kopf nicht zurücklegen und bei Seitwärts- und Drehbewegungen vorsichtig sein.
- Während der Menstruation sollten Frauen vorsichtig üben. Umkehrstellungen (außer Beine an der Wand, Seite 70) und Stellungen, bei denen starker Druck auf den Beckenbereich ausgeübt wird, vermeiden.

Grundhaltungen

Grundpositionen im Stehen, Sitzen oder Liegen haben besondere Bedeutung. Durch sie gewinnen Sie an Stabilität. Lernen Sie ihren Wert für die richtige Körperhaltung, die Atmung und den freien Fluss der Energie schätzen. Sie sind zudem Ausgangspositionen für andere Stellungen.

Bequemes und stabiles Sitzen ist von grundlegender Bedeutung für Atem- und Meditationsübungen; es hilft, die Konzentration zu halten, ohne dass körperliche Spannungen Sie ablenken. Liegepositionen dienen oft dazu, das Bewusstsein für Körper und Atem zu schärfen; Sie entspannen sich, und Ihr Körper kann die wohltuenden Wirkungen anderer Yogaübungen absorbieren.

Wenn Sie eine Stellung nicht vollständig einnehmen können, kann ein Kissen oder Schaumstoffblock hilfreich sein. Beides verhindert eine Überanstrengung des Körpers.

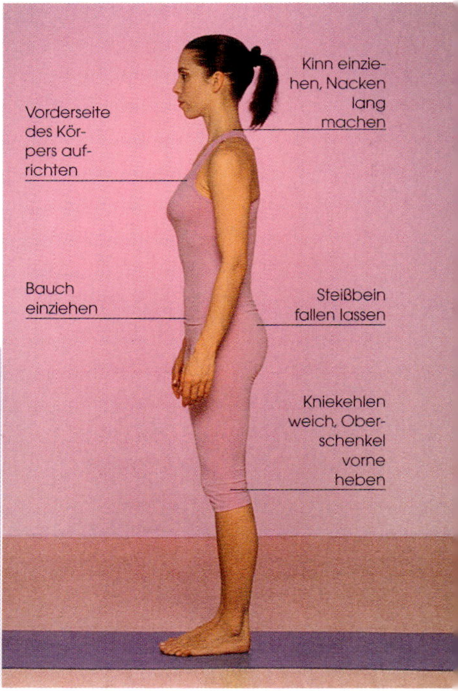

STEHEN

Stellen Sie sich gerade hin, die Füße stehen parallel und hüftbreit auseinander, und Ohr, Schulter, Hüfte und Fußknöchel bilden eine Gerade. Drücken Sie die Füße auf den Boden und richten Sie sich auf. Werden Sie oben im Brustkorb weit. Der Kopf fühlt sich an, als würde er an einem Faden von der Decke hängen. Geradeaus schauen und den Atem fließen lassen.

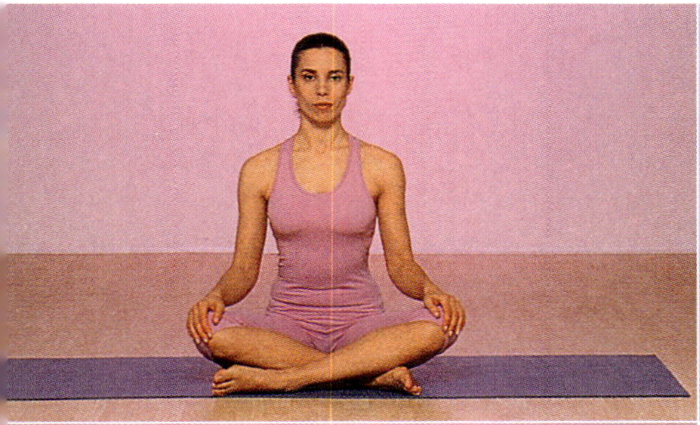

SCHNEIDERSITZ

Diese Grundposition ist ideal für Atemübungen. Kreuzen Sie die Unterschenkel so, dass sich die Füße unter dem gegenüberliegenden Knie befinden. Gewicht auf das vordere Ende der Sitzknochen verlagern, Wirbelsäule lang, Kopf aufgerichtet. Entspannen Sie die Hüfte.

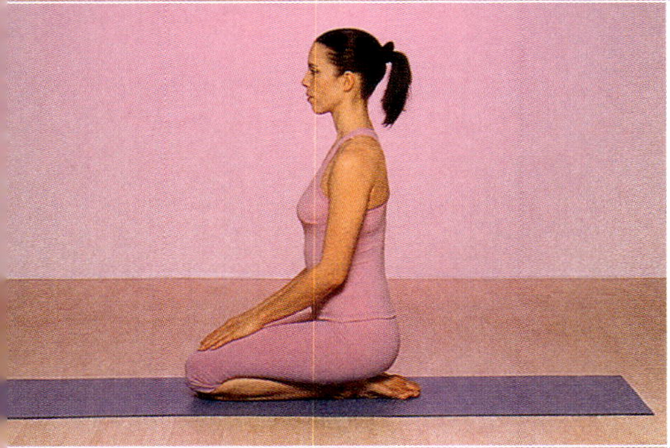

FERSENSITZ

Falls das Sitzen mit gekreuzten Beinen unbequem für Sie ist, versuchen Sie es mit dem Fersensitz. Setzen Sie sich auf die Fersen, oder nehmen Sie Knie und Füße hüftbreit auseinander und setzen Sie sich auf ein Kissen oder eine gefaltete Decke. Die Wirbelsäule gestreckt und den Kopf aufrecht halten, Schultern und Nacken entspannen.

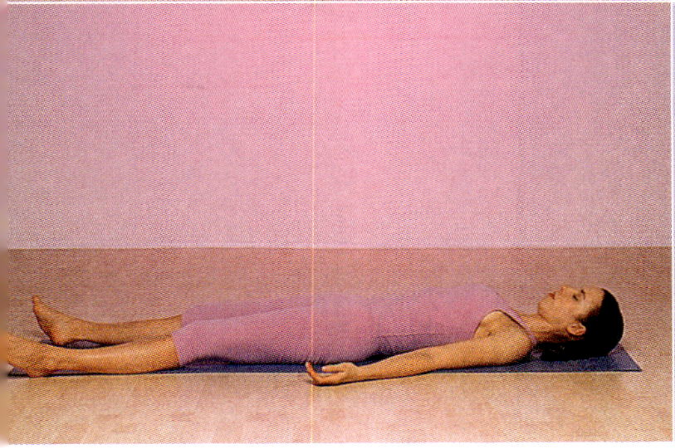

RÜCKENLAGE

Liegen Sie mit ausgestreckten, hüftbreit gespreizten Beinen auf dem Boden. Füße und Beine entspannen und nach außen kippen lassen. Die Arme vom Körper abspreizen, die Handrücken zeigen zum Fußboden. Den Nacken entspannen und die Mitte des Hinterkopfes auf dem Boden ruhen lassen.

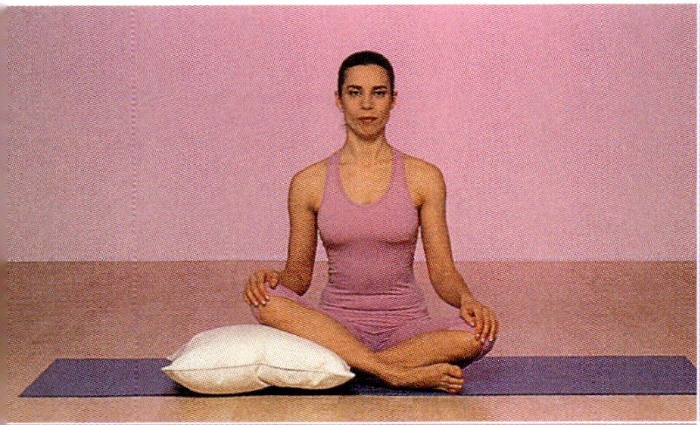

KISSEN

Mit Kissen kann man verschiedene Körperteile abstützen. Hier wird gezeigt, wie ein Kissen den Oberschenkel stützt. So können sich die inneren und äußeren Muskeln des Oberschenkels entspannen, die Hüften können sich weiter öffnen, und die Position kann länger gehalten werden.

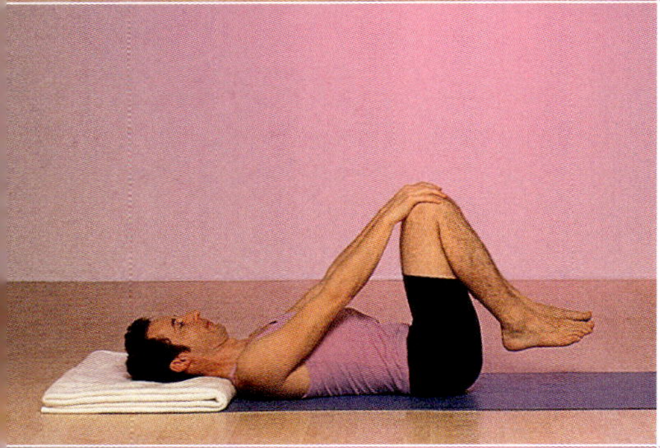

DECKE

In der Rückenlage sollte der Nacken lang sein. Das Kinn soll ein wenig zur Brust gesenkt sein (nicht zur Decke hinaufzeigen). Wenn es Ihnen schwer fällt, den Nacken lang zu lassen, legen Sie sich als Stütze eine gefaltete Decke unter Kopf und Nacken.

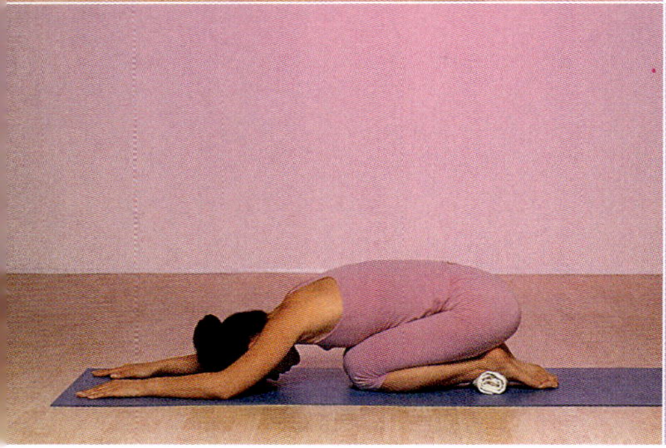

HANDTUCH

Positionen im Fersensitz können steife Fußknöchel stark belasten. Zur Entlastung kann ein Handtuch fest zusammengerollt zwischen Knöchel und Fußboden gelegt werden. Unter knochigen Fußpartien kann man auch ein gefaltetes Handtuch verwenden, vor allem dann, wenn man auf einem harten Boden arbeitet.

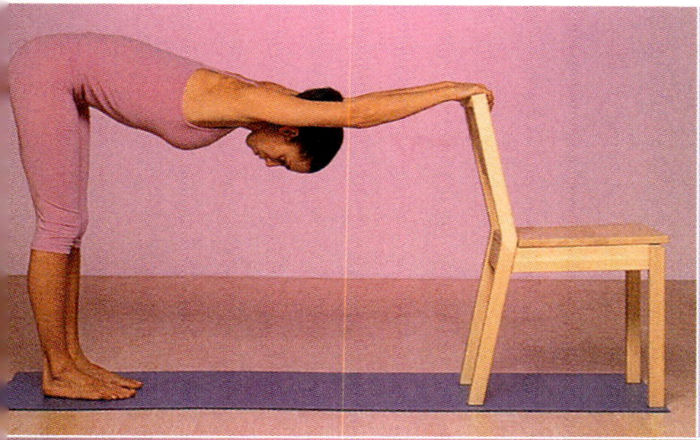

STUHL

Mit einem Stuhl kann man Positionen variieren. Auch zu Atem- oder Meditationsübungen kann man einen Stuhl verwenden, wenn der Fußboden zu unbequem ist. Man sitzt auf der Vorderkante, stellt die Fußsohlen flach auf den Boden und legt die Hände auf die Oberschenkel.

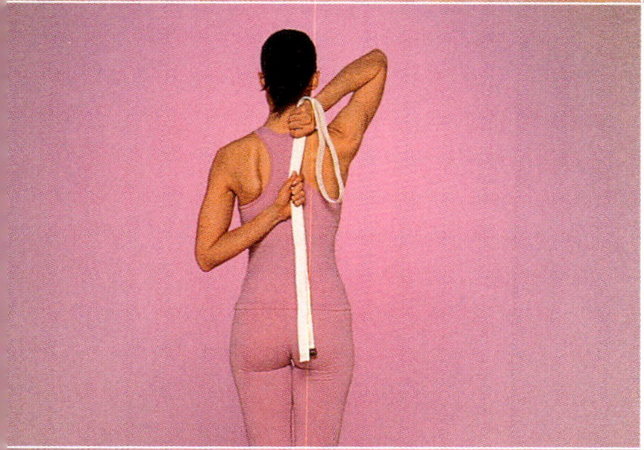

GURT

Ein nicht dehnbarer, gewebter Gurt kann helfen, einen steifen Nacken oder feste Schultern zu lösen. In einigen Positionen im Sitzen, wie dem Vorwärtsbeugen, kann man einen Gurt um die Füße legen. Das hilft, das Brustbein zu heben und das Rückgrat lang zu machen, ohne dabei die Schultern zu verspannen.

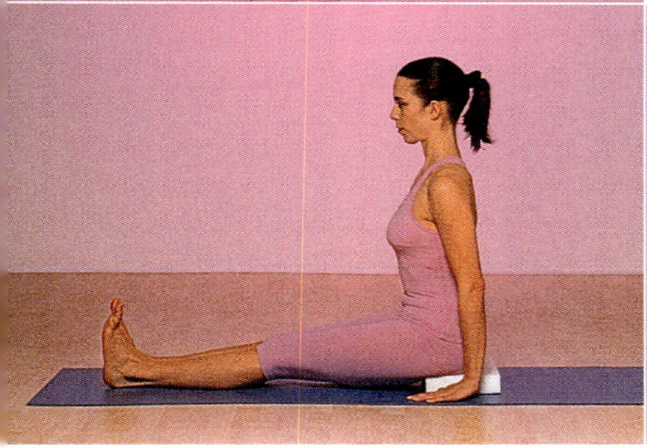

SCHAUMSTOFFBLOCK

Ein Schaumstoffblock hilft, bei den Stellungen im Sitzen das Rückgrat lang zu machen, denn er optimiert die Neigung des Beckens. Setzen Sie sich eher auf die Vorderkante des Blocks als in die Mitte. Ersatzweise können Sie ein Telefonbuch oder ein kleines, festes Kissen verwenden.

Zentrieren

Diese Übung ist ein wichtiger Aspekt der Yogapraxis. Wer zentriert ist, kann sich mit dem Atem verbinden, sich an der inneren Stille erfrischen und auftanken.

Im Alltag richten wir unsere Aufmerksamkeit nach außen, auf Menschen und Ereignisse ringsum. Das kann dazu führen, dass unsere Energie abgezapft wird und wir uns müde und angespannt fühlen. Durch das Zentrieren können wir dagegen mit Phasen der Stille einen Ausgleich zum Alltag schaffen. Üben Sie in Rückenlage, im Sitzen oder im Stehen an einem ruhigen Ort, wo Sie nicht gestört werden.

Übung zum Zentrieren

1 Wenn Sie sich hinlegen möchten, legen Sie sich auf den Rücken, lassen Beine und Füße nach außen kippen und spreizen die Arme leicht vom Körper ab. Den Nacken lang lassen und das Kinn sanft in Richtung Brust ziehen. Wenn Sie lieber stehen oder mit gekreuzten Beinen sitzen, heben Sie das Brustbein ein wenig und entspannen die Schultern.

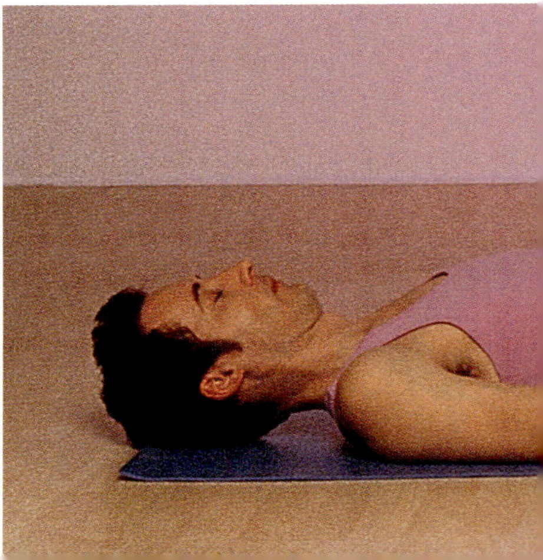

2 Schließen Sie die Augen, entspannen Sie Kopfhaut und Gesicht, lockern Sie den Unterkiefer, richten Sie die Aufmerksamkeit nach innen, und nehmen Sie Kontakt zum Körper und seinen Signalen auf. Achten Sie auf die sanften Bewegungen beim Atmen. Spüren Sie die Empfindungen in Ihrem Körper, die diese Bewegungen auslösen.

3 Lassen Sie den Atem kommen und gehen, kontrollieren Sie ihn nicht. Vertrauen Sie darauf, dass Ihr Körper genauso atmet, als wenn Sie schliefen. Lassen Sie den Atem einen tiefen, natürlichen Rhythmus annehmen. Beobachten Sie, wie er in den Körper hinein- und wieder hinausströmt.

4 Konzentrieren Sie sich eine Weile auf Ihren Atem und die Empfindungen des Körpers. Schon einige Atemzüge dieser Art sind hilfreich; Sie können aber auch mehrere Minuten lang üben.

5 Wenn Sie merken, dass Sie mit der Aufmerksamkeit abschweifen und an etwas anderes denken, richten Sie Ihre Achtsamkeit wieder sanft auf Ihren Körper. Es macht nichts, wenn Ihre Gedanken anfangs häufig wandern. Jedes Mal, wenn das geschieht, konzentrieren Sie sich einfach wieder auf Ihre Atmung. Der Geist gewöhnt sich bald daran, sich ohne Anstrengung auf den Atem zu konzentrieren. Es erfordert nur ein bisschen Übung.

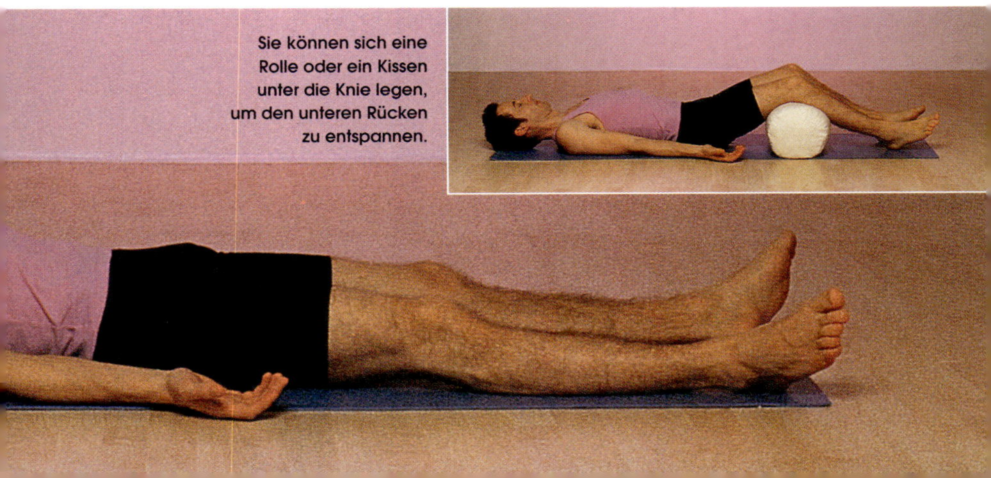

Sie können sich eine Rolle oder ein Kissen unter die Knie legen, um den unteren Rücken zu entspannen.

Grundlagen des Atmens

Zwischen der Atmung und der physischen, mentalen und emotionalen Verfassung besteht ein Zusammenhang. Durch die Atemarbeit lernen wir, in jeder Situation den Stress loszulassen.

Die Einatmung liefert Sauerstoff für die Stoffwechselprozesse, die uns Energie für Bewegungen und zum Denken und Fühlen liefern. Beim Ausatmen geben wir Kohlendioxid ab, das wichtigste Abfallprodukt des Stoffwechsels. Eine Verspannung der Atemmuskeln zwischen den Rippen kann zu Enge im Brustkorb und sogar zu Brustschmerzen führen. Durch bestimmte Atemtechniken kann man die Spannung im Oberkörper, auch in Hals und Schultern, lösen, und die Fähigkeit, die Atmung wechselnden Erfordernissen anzupassen, wird verbessert.

Der Atem stellt eine kraftvolle Verbindung zwischen Geist und Körper dar. Durch Beherrschung des Atemmusters – wie Rhythmus und Tiefe der Atmung, Länge des Ausatmens, Ausgleich zwischen rechtem und linkem Nasenloch – kann man die physische, mentale und emotionale Verfassung beeinflussen.

Gute Atemgewohnheiten

Yoga fördert die Nasenatmung, den Gebrauch des Zwerchfells, einen langsamen, gleichmäßigen Atemrhythmus und die Koordination von Bewegung und Atem: Öffnende Bewegungen wie Rückwärtsbeugen werden beim Einatmen und schließende Bewegungen wie Vorwärtsbeugen beim Ausatmen ausgeführt.

Die folgende Atemübung hilft, ein Bewusstsein für die Atemmuskulatur zu entwickeln. Man kann sie im Stehen, im Liegen, im Sitzen oder im Fersensitz ausführen.

Tiefenatmung im Fersensitz

Die Tiefen- oder Yogaatmung hilft, Verspannungen der Atemmuskulatur zu lösen. Wenn Sie Schritt 3 beendet haben, kombinieren Sie alle drei Schritte zu einem vollständigen, kontinuierlichen Ein- und Ausatmen.

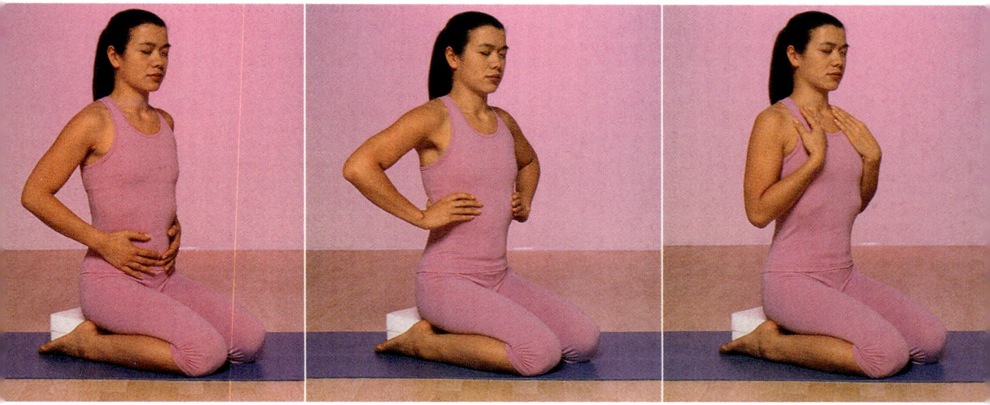

1 Sitzen Sie bequem im Fersensitz. Die Handflächen ruhen auf dem Unterbauch, die Mittelfinger berühren sich. Atmen Sie in Ihre Hände, spüren Sie, wie der Bauch sich weitet und die Finger auseinander zieht und wie er beim Ausatmen zurücksinkt. Machen Sie sechs Atemzüge.

2 Legen Sie die Hände seitlich an den Brustkorb, mit den Fingern nach vorn und dem Daumen hinten an den Rippen. Spüren Sie, wie der Brustkorb sich beim Einatmen seitlich weitet und beim Ausatmen wieder zurücksinkt. Machen Sie sechs gleichmäßige Atemzüge.

3 Legen Sie die Fingerspitzen auf die Schlüsselbeine. Beim Einatmen spüren Sie, wie Finger und Schultern sich heben und wie der obere Brustkorb sich weitet. Beim Ausatmen sinken die Finger mit dem Brustkorb wieder nach unten. Machen Sie sechs Atemzüge.

Atmen mit Bewegung

Diese einfachen Übungen vertiefen Ihre Verbindung mit dem Atem und bewegen gleichzeitig sanft die Gelenke. Die Übungen dauern jeweils einen Atemzug.

Arme über den Kopf

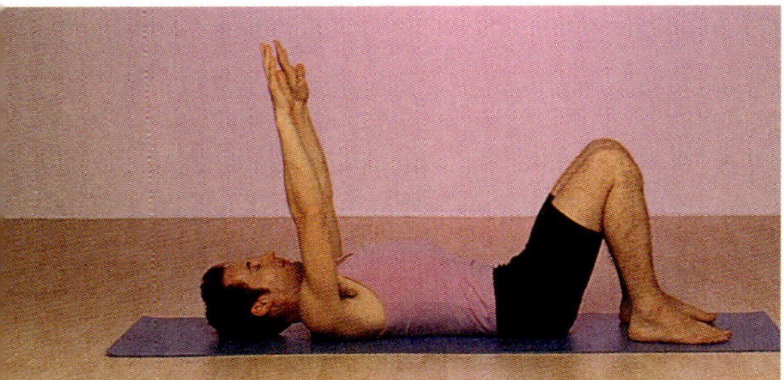

1 Im Liegen die Beine anziehen, Füße und Knie hüftbreit auseinander, die Fußflächen stehen am Boden. Die Arme liegen mit den Handflächen nach unten neben dem Körper. Spüren Sie Ihren Atem: Beim Einatmen die Arme langsam hoch und weiter über den Kopf führen.

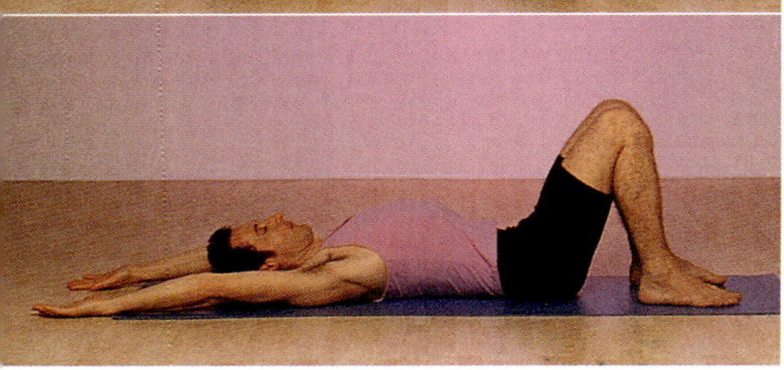

2 Ellbogen lockern. Schultern entspannen, damit die Arme ausgestreckt neben dem Kopf auf dem Boden liegen, wenn die Einatmung beendet ist. Beim Ausatmen Arme in die Ausgangsposition neben dem Körper zurückführen. Sechs- bis achtmal wiederholen.

Knie an der Brust

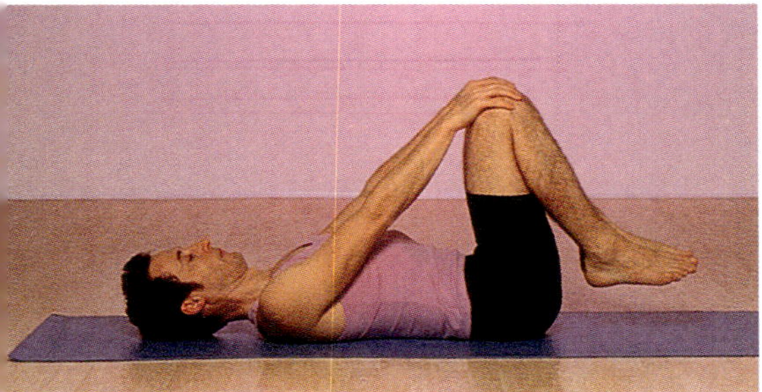

In Rückenlage die Knie hochziehen und die Hände so auf die Kniescheiben legen, dass die Finger zu den Füßen zeigen. Die Knie berühren sich. Entspannen Sie die Schultern. Beim Einatmen die Knie vom Körper wegschieben.

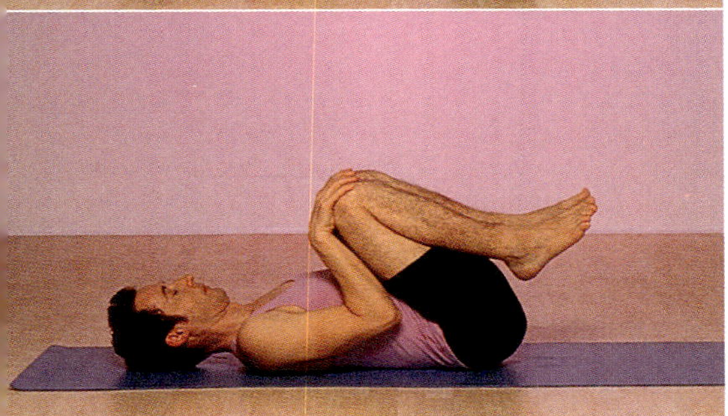

Beim Ausatmen die Knie zum Brustkorb ziehen, dabei die Arme anwinkeln. Lassen Sie während der ganzen Übung die Schultern entspannt und den Nacken lang.

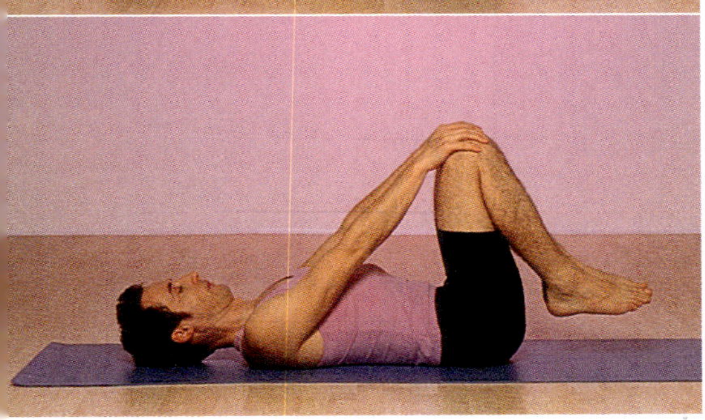

Beim Einatmen die Arme strecken und die Knie fortschieben. Führen Sie diese Bewegungen im Einklang mit der Atmung zehn bis zwölf Atemzüge lang fort. Diese einfache Bewegungsübung ist sehr hilfreich zum Stressabbau. Außerdem lockert sie den Rücken und die Hüfte, wenn man lange gesessen hat.

Beine hoch, Arme ausbreiten

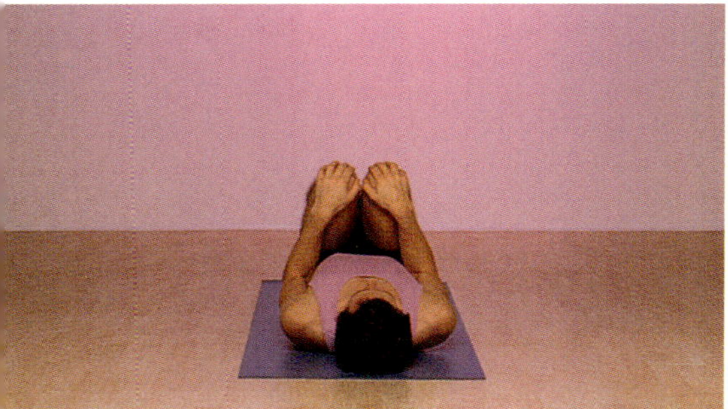

1 In Rückenlage die Knie anziehen und die Hände auf die Kniescheiben legen, die Fingerspitzen zeigen zu den Füßen. Die Schultern entspannen und das Kinn ein wenig auf die Brust ziehen, sodass der Nacken lang ist.

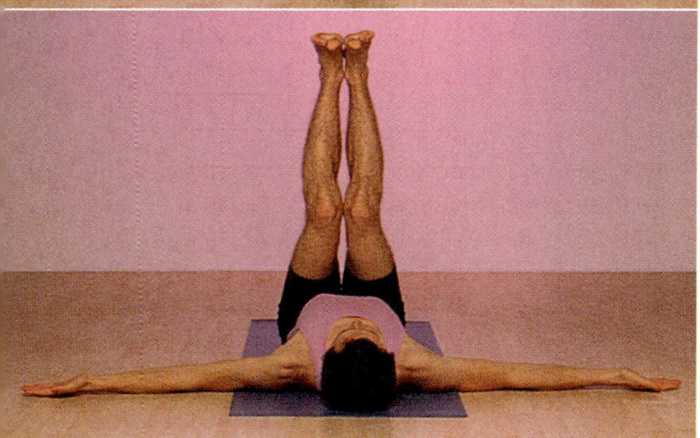

2 Beim Einatmen die Arme zu den Seiten gerade ausbreiten, gleichzeitig die Beine zur Decke strecken. Die Füße bleiben dabei zusammen und die Knie sind nicht ganz durchgedrückt.

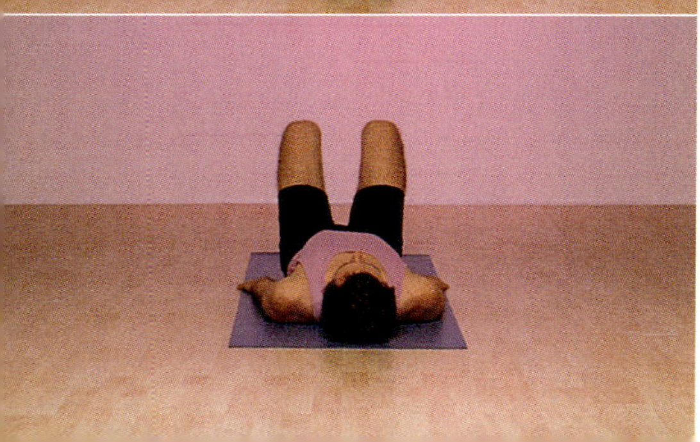

3 Beim Ausatmen die Beine langsam wieder beugen und die Hände auf die Kniescheiben legen. Sechs- bis achtmal wiederholen. Finden Sie ein angenehmes Atemtempo: Der Atem soll die Bewegungen führen. Zum Schluss stellen Sie die Füße auf den Boden und strecken die Arme neben dem Körper aus.

Drehung in Rückenlage

1 Im Liegen die Knie anziehen, die Füße nebeneinander nahe am Po. Die Arme in einem Winkel von etwa 45 Grad vom Körper abspreizen. Schultern entspannen.

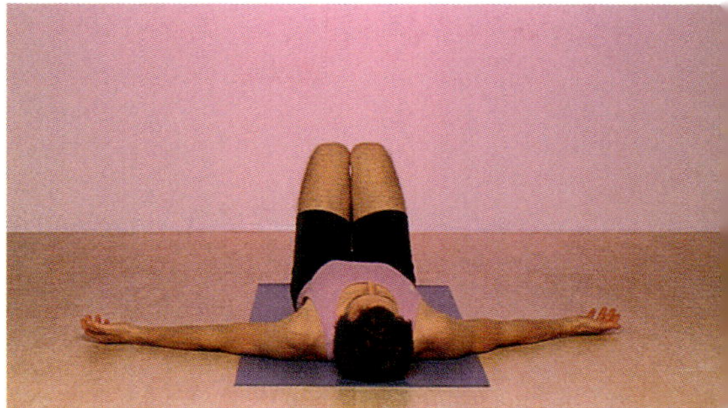

2 Beim Ausatmen die Knie langsam nach links sinken lassen. Die Hüfte rollt mit, sodass Sie nun fast auf der linken Hüfte liegen; den Kopf nach rechts drehen und die Füße entspannen. Beim Einatmen langsam in die Ausgangsposition zurückkehren.

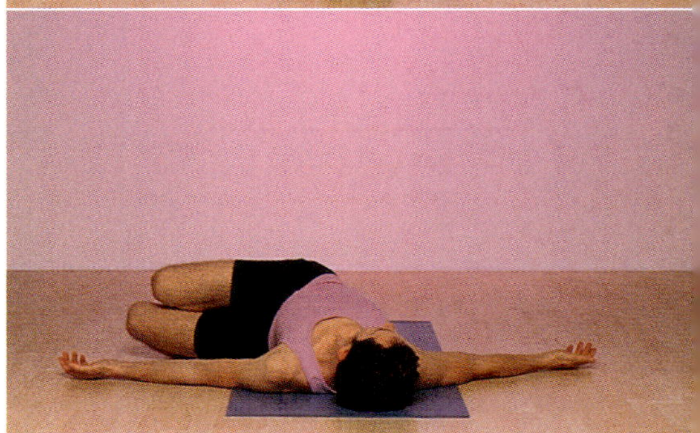

3 Beim Ausatmen die Knie langsam nach rechts sinken lassen und den Kopf nach links drehen. Schultern und Füße entspannt lassen. Beim Einatmen langsam in die Ausgangsposition zurückkehren. Sechs- bis achtmal wiederholen. Spüren Sie die beruhigende Wirkung dieser Bewegung!

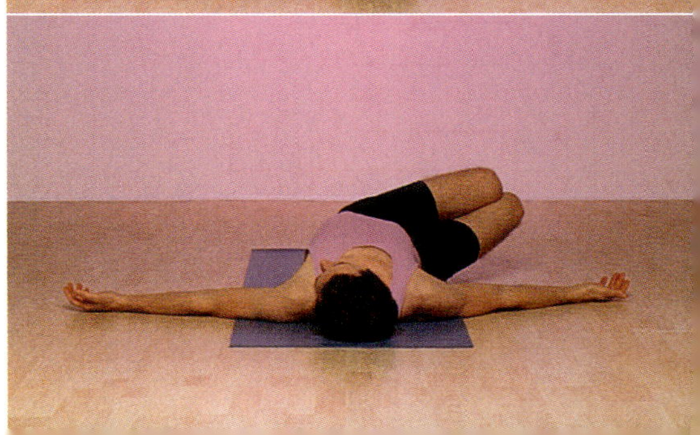

Armdehnungen im Stehen

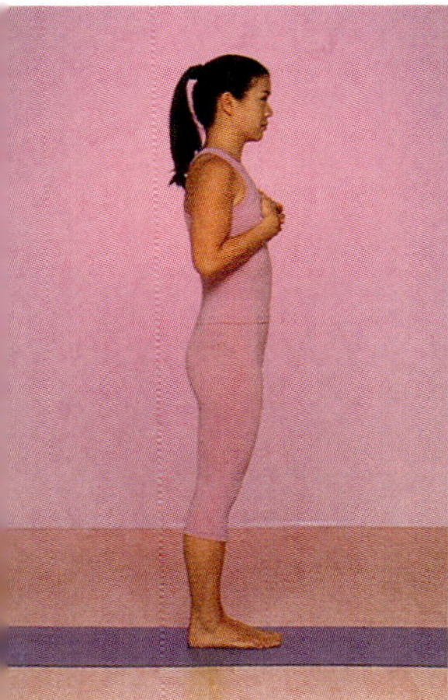

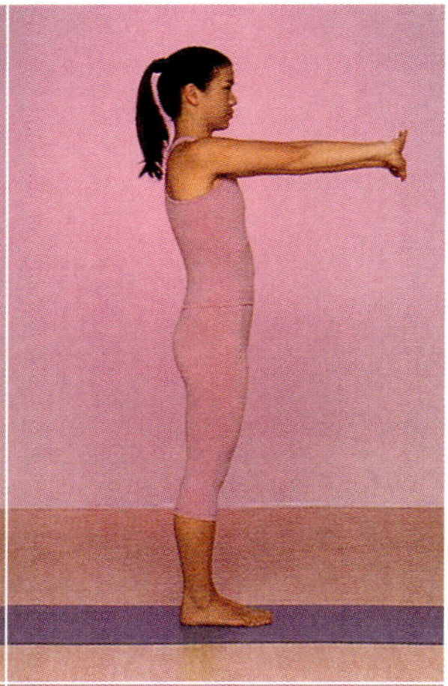

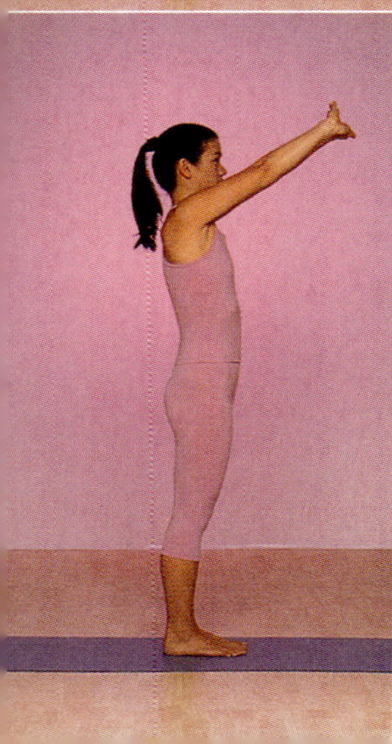

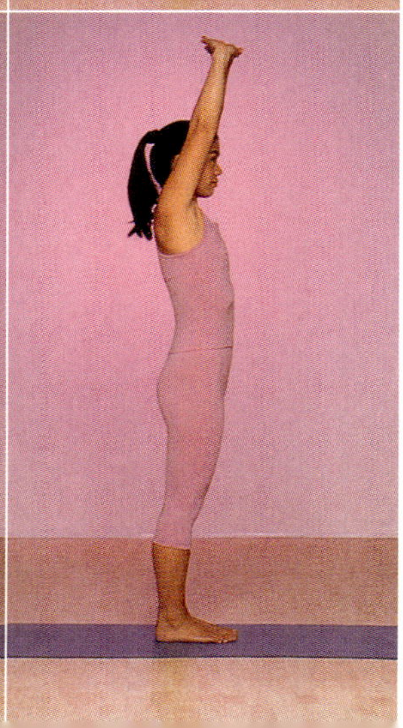

1 Bringen Sie die Füße dicht nebeneinander. Hände mit verschränkten Fingern auf das Brustbein legen. Ellbogen und Schultern entspannen.

2 Beim Einatmen die Handflächen nach außen drehen und vom Körper fortstrecken, dabei die Ellbogen durchdrücken. Beim Ausatmen zurück in die Ausgangsposition. Zweimal wiederholen.

3 Beim Ausatmen die Handflächen nach außen drehen und die Arme in einem Winkel von 45 Grad nach oben strecken, die Schultern entspannt lassen. Beim Ausatmen in die Ausgangsposition zurückkehren. Zweimal wiederholen.

4 Beim Einatmen die Handflächen nach außen drehen und senkrecht nach oben strecken, Schultern entspannt lassen. Beim Ausatmen in die Ausgangsposition zurückkehren. Zweimal wiederholen, dann die Hände lösen.

»Etagen«-Dehnung

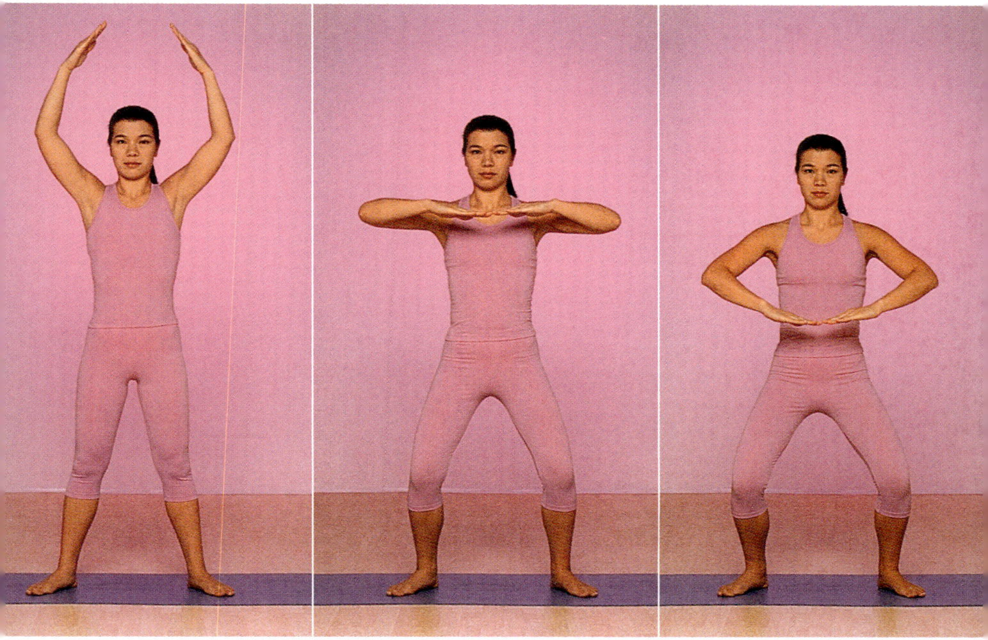

1 Die Füße weiter als hüftbreit auseinander nehmen, die Zehen zeigen nach außen. Beim Einatmen die Arme mit den Handflächen nach oben seitwärts nach oben führen, bis sie sich fast berühren.

2 Beim Ausatmen bringen Sie die Arme vor den Brustkorb, bis die Finger sich berühren. Die Knie ganz leicht beugen und die Hände herunterdrücken.

3 Die Hände weiter herunterdrücken, bis sie auf Taillenhöhe sind. Vier- bis sechsmal wiederholen, dabei die Bewegungen dem Atemrhythmus anpassen.

Nackendehnung

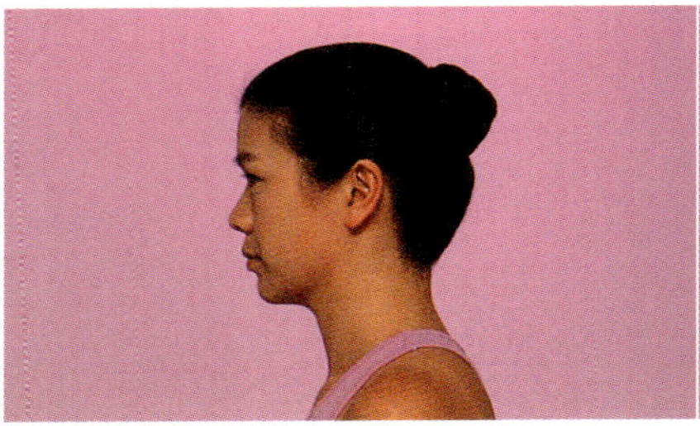

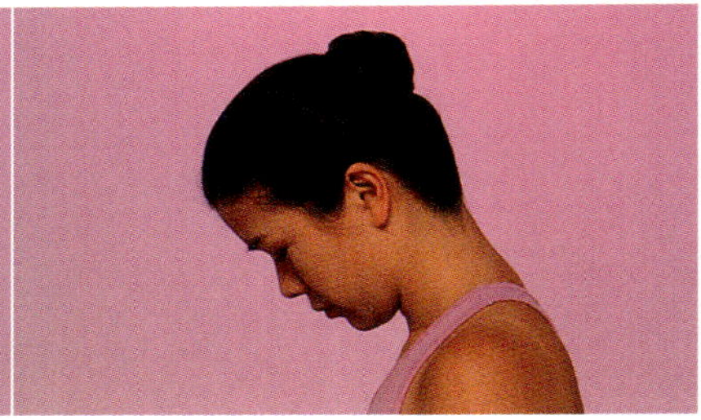

1 Diese Bewegungen entspannen die Nackenmuskeln. Sitzen Sie mit gekreuzten Beinen auf dem Boden oder auf einem Stuhl mit Lehne. Brustbein heben und Schultern entspannen.

2 Der Kopf sinkt durch sein Eigengewicht langsam nach vorn, senken Sie dabei das Kinn zur Brust. Das Brustbein bleibt aufgerichtet. Die Position einige Atemzüge lang halten.

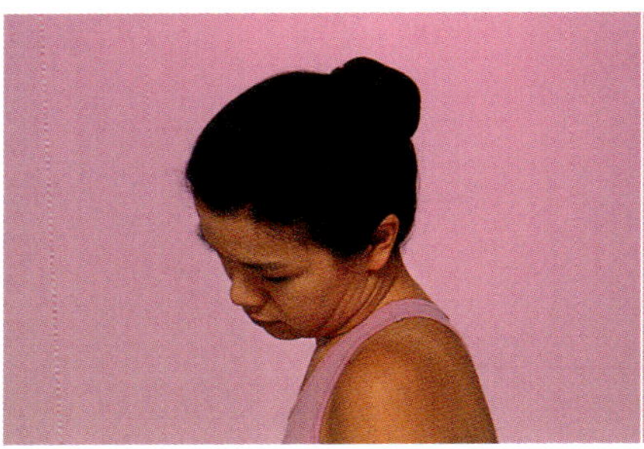

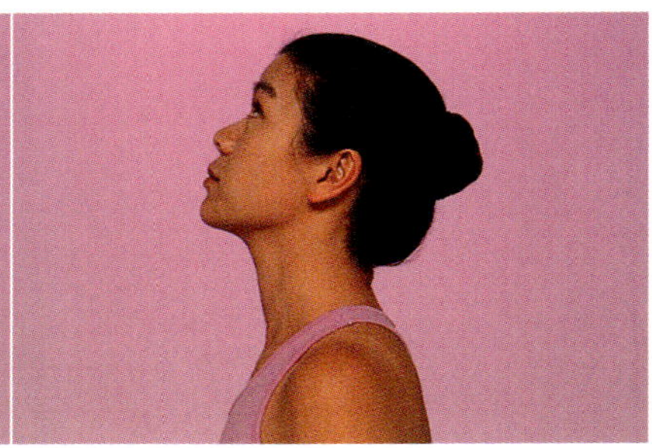

3 Den Kopf nach links rollen lassen, bis das Ohr über der Schulter ist. Mehrere Atemzüge halten, dann zur Mitte zurückkehren. Nach rechts wiederholen und zurück in die Ausgangsposition.

4 Das Kinn langsam Richtung Decke heben, dabei den Nacken lang lassen. Spüren Sie die Dehnung im ganzen Hals. Ein paar Atemzüge halten, dann zurück zur Ausgangsposition.

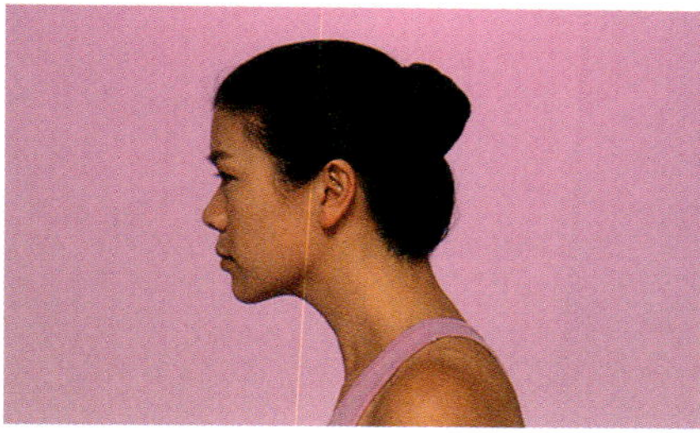

5 Geradeaus schauen, dabei das Kinn parallel zum Fußboden langsam vorschieben. Ein paar Atemzüge lang halten. Die Schultern während der Übung entspannt lassen.

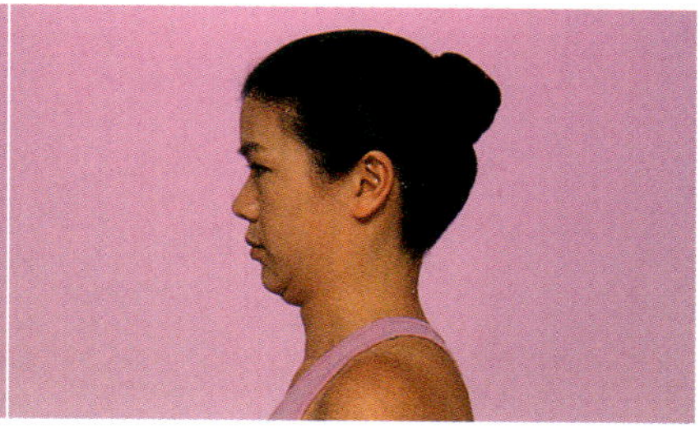

6 Das Kinn parallel zum Fußboden langsam zurückziehen, so weit es bequem geht. Die Position ein paar Atemzüge lang halten, dann zur Ausgangsposition zurückkehren.

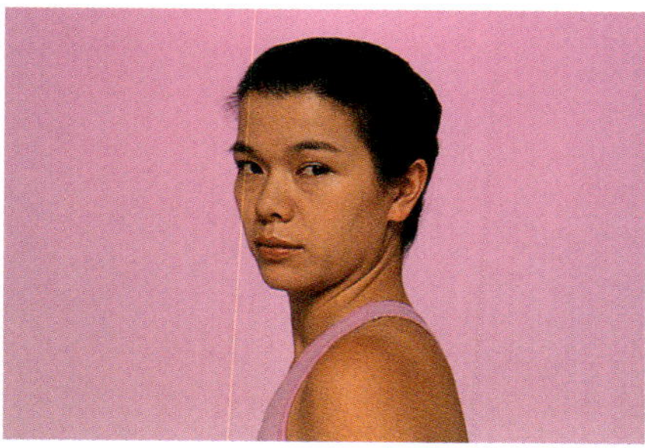

7 Mit entspannten Schultern langsam den Kopf so weit nach links drehen, wie es bequem ist, und über die linke Schulter schauen. Einige Atemzüge lang halten.

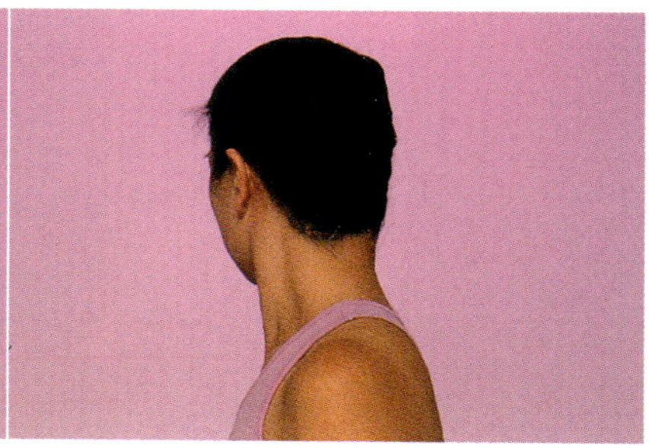

8 Zur Ausgangsposition zurückkehren, dann den Kopf so weit wie möglich nach rechts drehen und über die rechte Schulter schauen. Einige Atemzüge lang halten.

Aufwärtsdehnung im Stehen

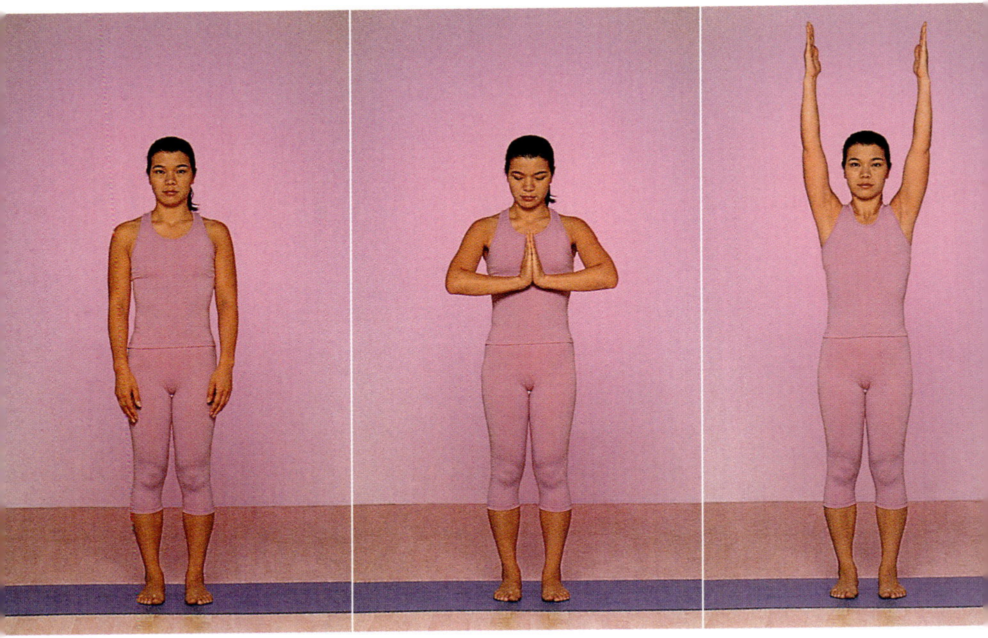

1 Die Füße parallel und etwas auseinander stellen. Rollen Sie ein wenig auf den Füßen, um das Körpergewicht gleichmäßig zu verteilen. Sie stehen fest und geben Ihr Gewicht an den Boden ab.

2 Kniescheiben behutsam anheben, Schultern entspannen und das Brustbein aufrichten. Die Handflächen vor der Brust zusammenführen. An den Händen vorbei auf den Boden blicken.

3 Die Arme über den Kopf strecken, mit den Handflächen zueinander. Mit dem Einatmen hebt sich der Brustkorb und Sie strecken sich. Beim Ausatmen die Arme senken und entspannen.

Halbe Vorwärtsbeuge

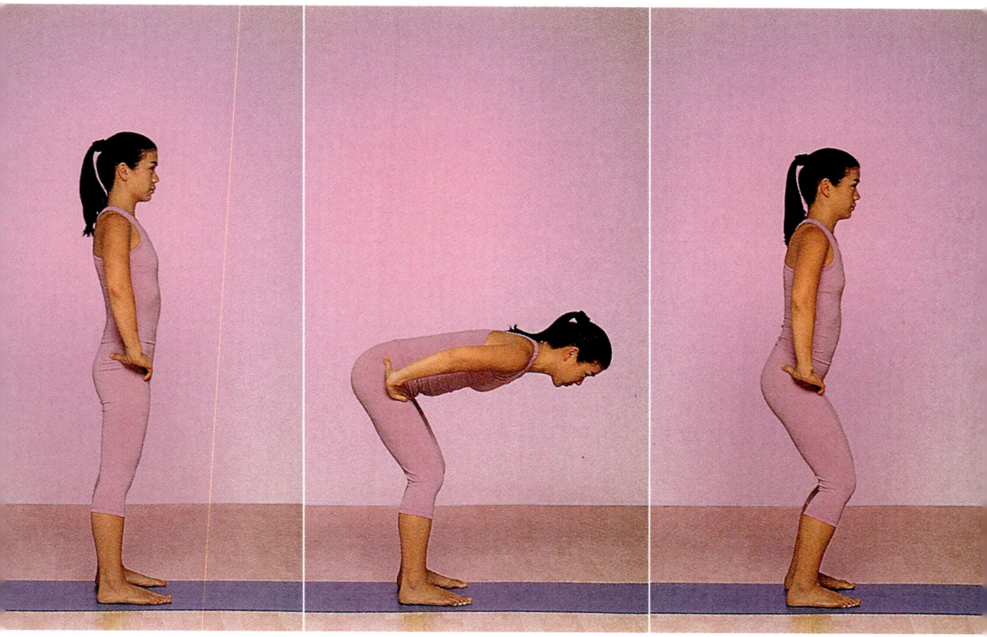

1 Die Füße hüftbreit auseinander nehmen, die inneren Fußkanten stehen parallel zueinander. Die Hände auf die Hüftgelenke legen.

2 Das Brustbein aufrichten, um die Vorderseite des Körpers lang zu machen. Beim Ausatmen mit geradem Rücken vorbeugen, bis der Oberkörper parallel zum Boden ist. Nach unten blicken.

3 Wenn Sie die Dehnung in den Beinen spüren, beugen Sie die Knie. Spüren Sie mehrere Atemzüge lang dem Atem nach. Kommen Sie beim Einatmen mit gebeugten Knien zu Schritt 1 hoch.

Rückendehnung im Stehen

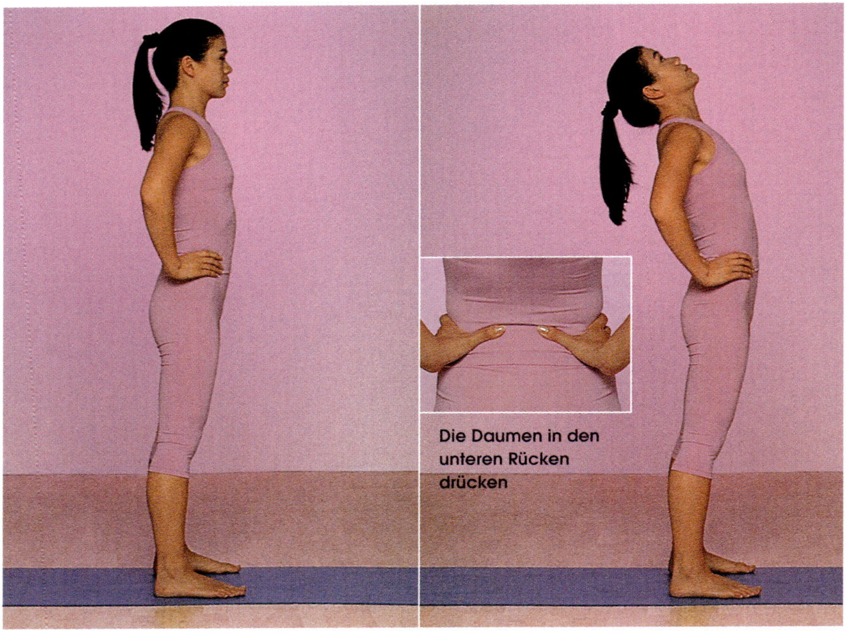

Die Daumen in den unteren Rücken drücken

1 Die Füße stehen hüftbreit auseinander, die Innenkanten parallel zueinander. Die Hände liegen so auf den Hüften, dass die Daumen mit einem Abstand von einigen Zentimetern auf dem unteren Rücken ruhen. Die Schultern zurücknehmen, um den Brustkorb zu öffnen, und das Kinn Richtung Brust etwas anziehen.

2 Heben Sie das Brustbein etwas an. Spüren Sie, wie der Oberkörper sich dabei nach rückwärts beugt. Heben Sie das Kinn, blicken Sie zur Decke und machen Sie mehrere Atemzüge. Das Brustbein dabei immer weiter heben. Dann langsam in den aufrechten Stand zurückkehren.

Seitwärtsdehnung im Stehen

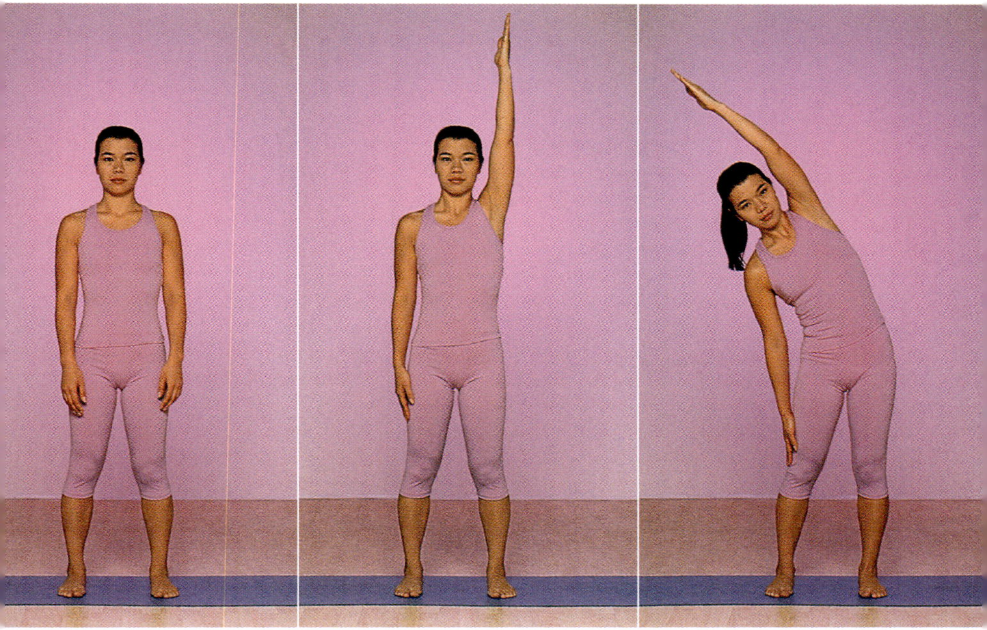

1 Die Füße stehen hüftbreit auseinander und parallel, die Arme hängen locker an den Seiten. Bei Rückenproblemen die rechte Hand auf die Hüfte legen.

2 Beim Einatmen den linken Arm neben den Kopf heben, die Finger zeigen zur Decke, die Schultern bleiben entspannt unten. Versuchen Sie, mit dem erhobenen Arm das linke Ohr zu berühren.

3 Beim Ausatmen Arm nach oben und Oberkörper nach rechts strecken. Halten, beim Einatmen wieder aufrichten. Beim Ausatmen den Arm zurückführen. Zur anderen Seite wiederholen.

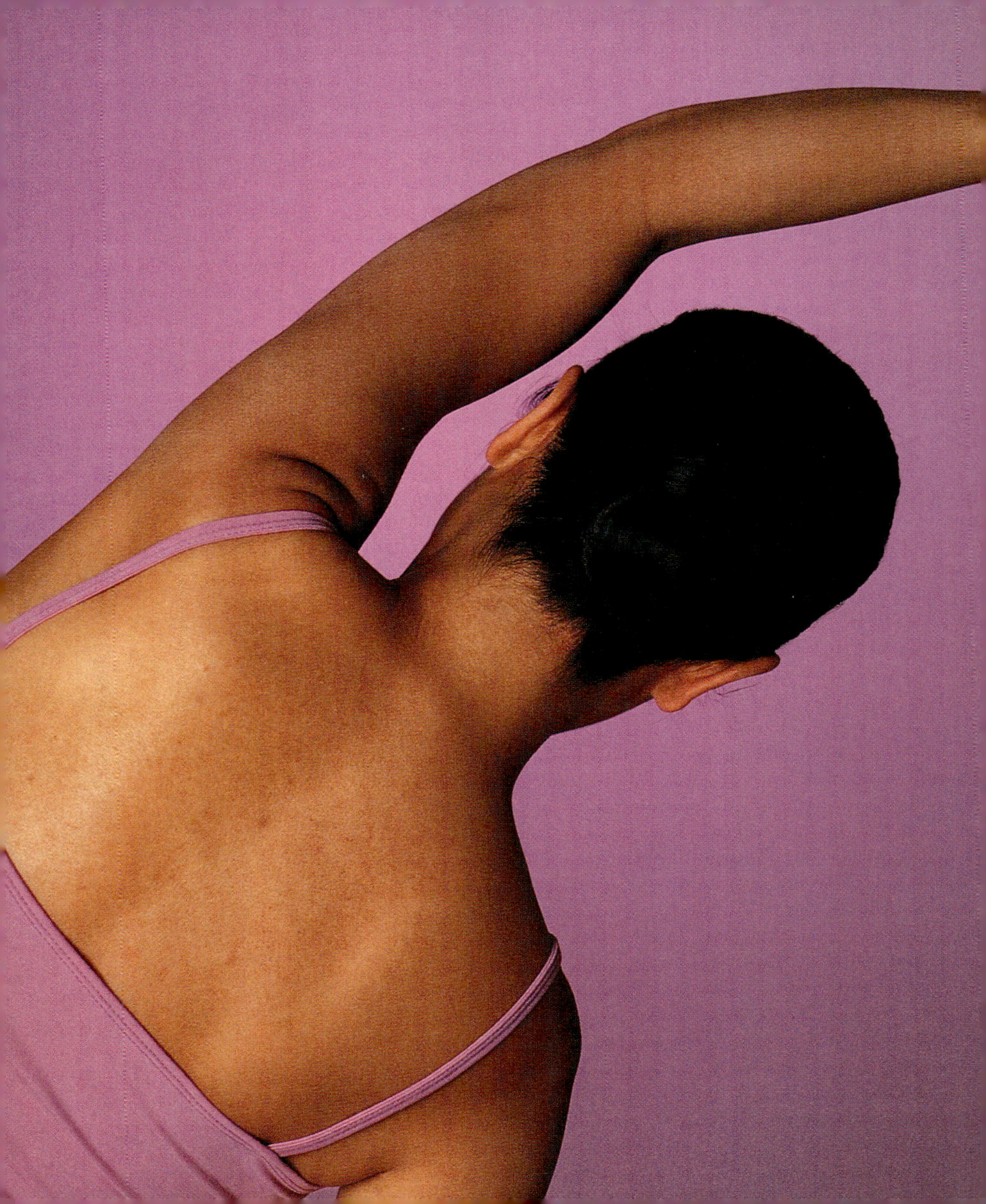

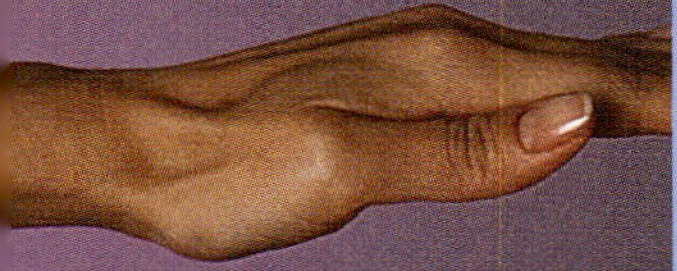

Teil **2**

Übungen

Hier werden eine Reihe von Stellungen vorgestellt, die Körper, Geist und Psyche beruhigen. Halten Sie die Positionen so lange, wie es mühelos möglich ist, atmen Sie dabei gleichmäßig. Hören Sie auf Ihren Körper, und Sie werden gute Fortschritte machen.

Adler

Diese Stellung öffnet und dehnt den oberen Rücken, den Nacken und die Schultern und löst Spannungen. Die Arme stellen die zusammengefalteten Schwingen des Adlers dar, die Finger die Federn.

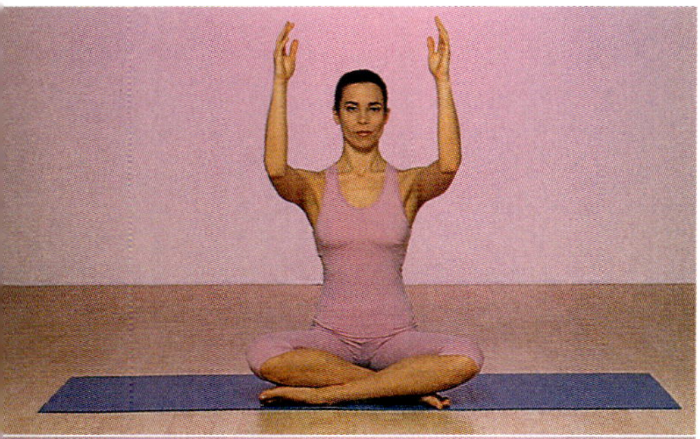

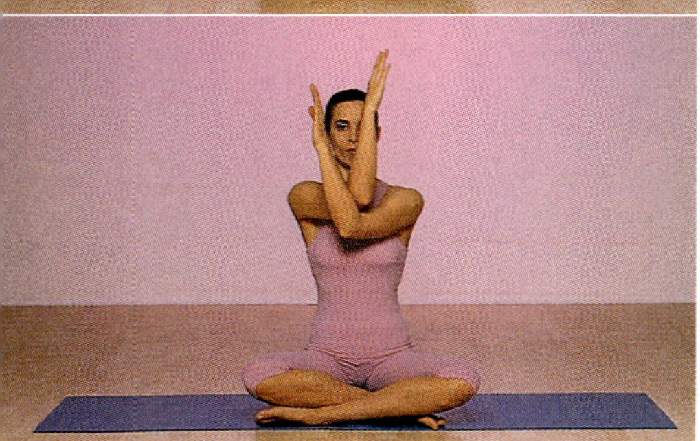

1 Sie sitzen mit gekreuzten Beinen auf dem Boden (wenn nötig mit einem Schaumstoffblock oder einem kleinen Kissen), Hände auf den Knien. Das Brustbein heben, die Schultern entspannen. Die Arme mit zueinander gewandten Handflächen heben, die Ellbogen rechtwinklig beugen und auf Schulterhöhe halten.

2 Den linken Ellbogen ein wenig senken, die linke Hand leicht nach außen führen. Beim Einatmen die Arme aneinander vorbeiführen und den linken Ellbogen unter den rechten haken.

VORSICHT

- Bei Nackenproblemen den Kopf ein wenig nach vorn beugen.
- Bei steifen Schultern die Endposition nicht erzwingen.

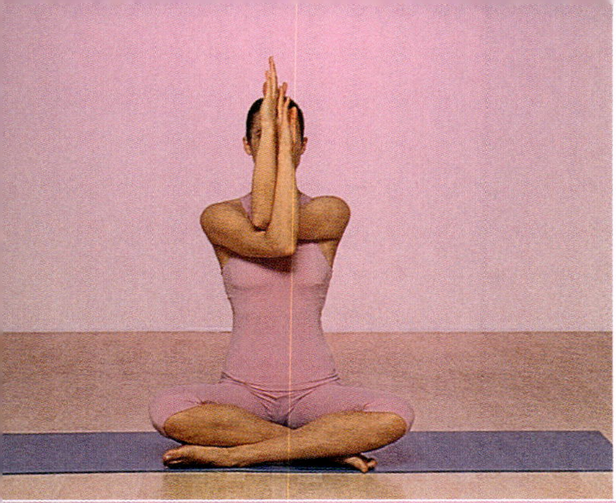

3

Beim Ausatmen die Außenseiten der Unterarme und die Handrücken so dicht wie möglich vor dem Gesicht zusammenbringen, ohne die Schultern zu überanstrengen. Lassen Sie den Atem natürlich ein- und ausströmen.

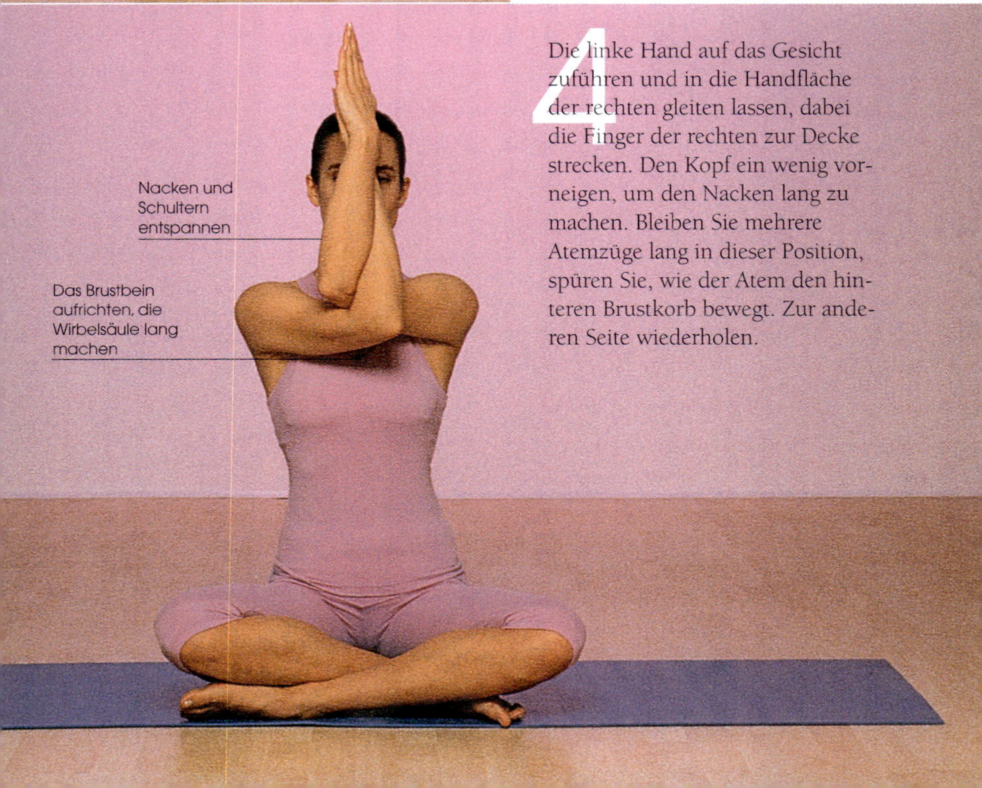
Nacken und Schultern entspannen
Das Brustbein aufrichten, die Wirbelsäule lang machen

4

Die linke Hand auf das Gesicht zuführen und in die Handfläche der rechten gleiten lassen, dabei die Finger der rechten zur Decke strecken. Den Kopf ein wenig vorneigen, um den Nacken lang zu machen. Bleiben Sie mehrere Atemzüge lang in dieser Position, spüren Sie, wie der Atem den hinteren Brustkorb bewegt. Zur anderen Seite wiederholen.

Kuh

Durch diese Position wird die Vorderseite des Körpers gedehnt, Verspannungen in Nacken und Schultern werden gelöst. Die verbesserte Atmung, die in dieser Übung erreicht wird, verleiht mehr Energie.

1 In den Fersensitz gehen, das Brustbein heben und die Schultern entspannen. Den linken Arm hinter dem Rücken anheben, dabei den Handrücken zwischen die Schulterblätter schieben bzw. so hoch, wie es bequem geht. Als Hilfe kann man mit der rechten Hand hinter sich greifen und den linken Ellbogen zum Rumpf ziehen.

2 Beim Einatmen den rechten Arm heben, die Rippen rechts heben, die Achselhöhle öffnen und die Hand zur Decke strecken.

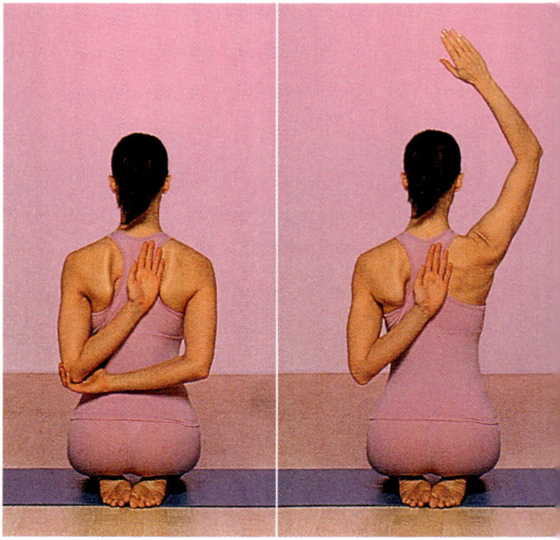

VORSICHT

Wenn Ihnen die Übung auf einer Seite leichter fällt, üben Sie erst mit der steiferen Seite, dann mit der »guten« und dann noch einmal mit der steifen Seite.

3 Den rechten Ellbogen beugen und die rechte Hand nach hinten zum Rücken senken. Beim Ausatmen beide Hände ineinander haken, dann den Nacken entspannen. Die Stellung mehrere Atemzüge lang halten und spüren, wie der vordere Brustkorb sich beim Atmen bewegt. Die Hände lösen und die Seite wechseln.

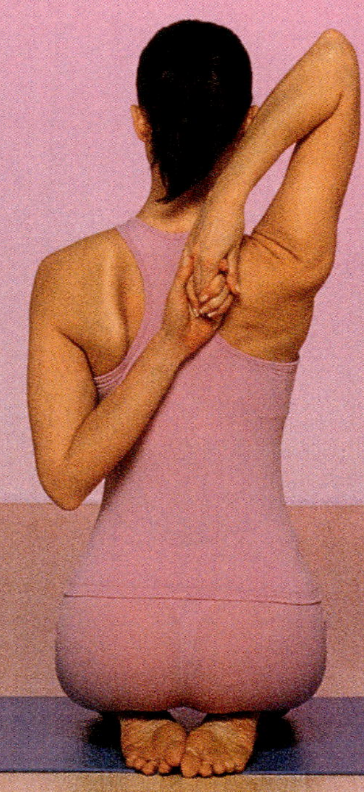

Vorderansicht

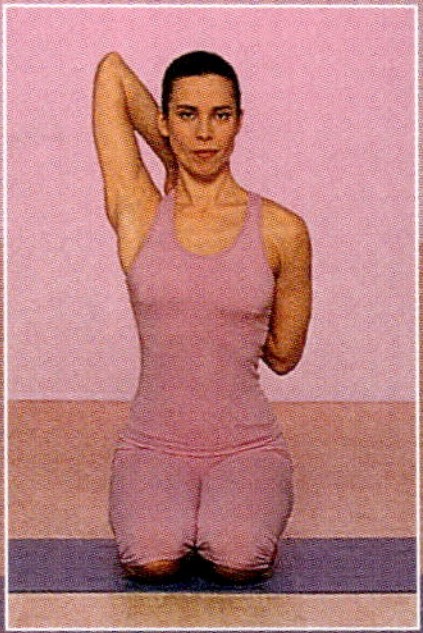

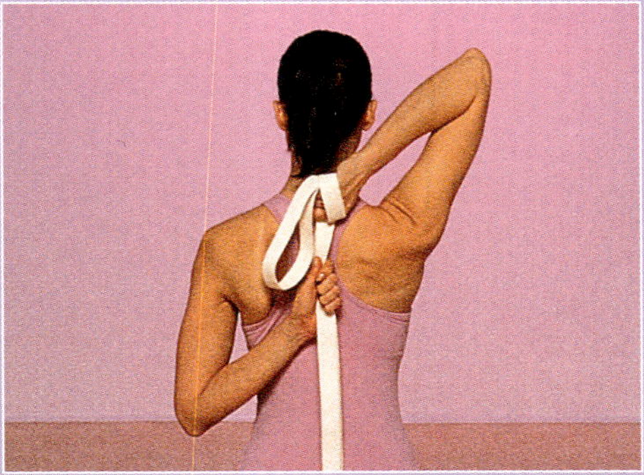

ALTERNATIVE

Wenn die Hände sich nicht berühren, verwenden Sie einen Gurt (oder einen Schal). Nehmen Sie ihn in die rechte Hand, lassen Sie ihn hinter sich hinab und greifen Sie mit der linken danach. Die Hände wandern am Gurt entlang aufeinander zu, so weit es ohne Anstrengung geht. Den Nacken entspannen.

Vorwärtsbeuge

Dehnungen nach vorn beruhigen den Geist. Zum Vorwärtsbeugen knicken Sie in den Hüften ein, halten den Rücken gerade und heben die Sitzknochen, damit die festen Beinsehnen gelöst werden können.

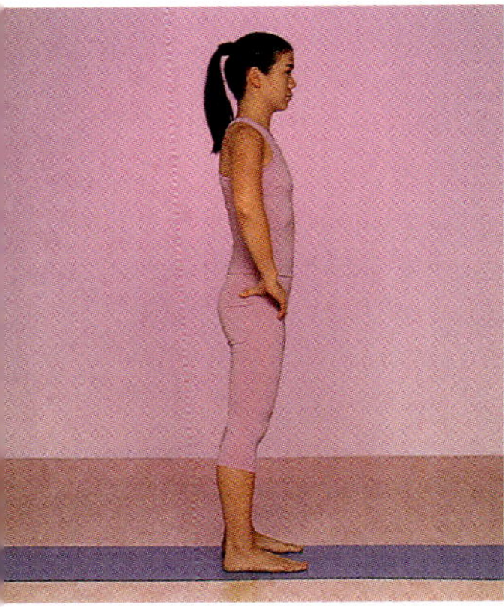

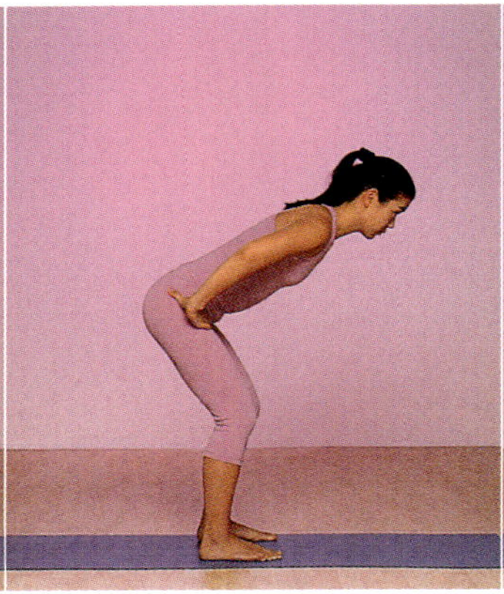

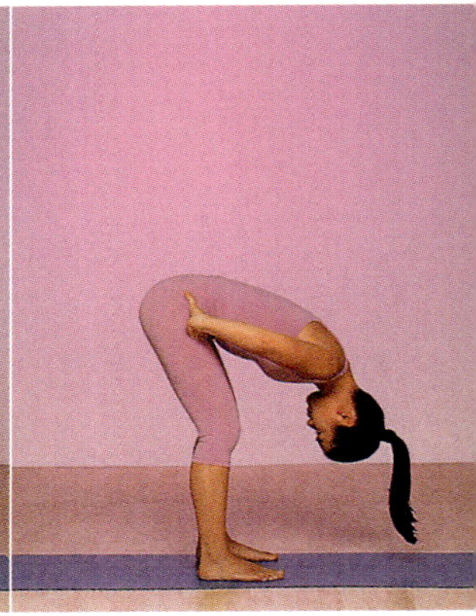

1 Die Füße stehen parallel und hüftbreit auseinander. Legen Sie die Hände etwas unterhalb der Hüfte auf die Beine.

2 Heben Sie das Brustbein, um die Vorderseite des Körpers zu strecken. Beim Ausatmen in der Hüfte nach vorn abknicken, die Knie leicht beugen.

3 Die Knie gebeugt halten, die Wirbelsäule entspannen und Kopf und Oberkörper von der Schwerkraft zum Boden hinunterziehen lassen. Entspannt atmen.

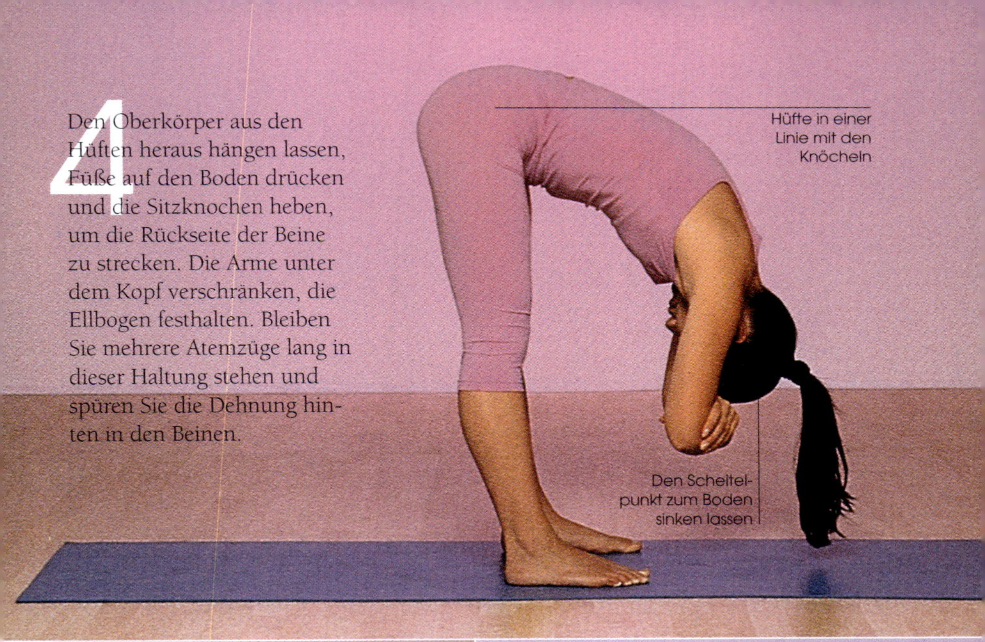
Hüfte in einer
Linie mit den
Knöcheln
Den Scheitel-
punkt zum Boden
sinken lassen

4

Den Oberkörper aus den Hüften heraus hängen lassen, Füße auf den Boden drücken und die Sitzknochen heben, um die Rückseite der Beine zu strecken. Die Arme unter dem Kopf verschränken, die Ellbogen festhalten. Bleiben Sie mehrere Atemzüge lang in dieser Haltung stehen und spüren Sie die Dehnung hinten in den Beinen.

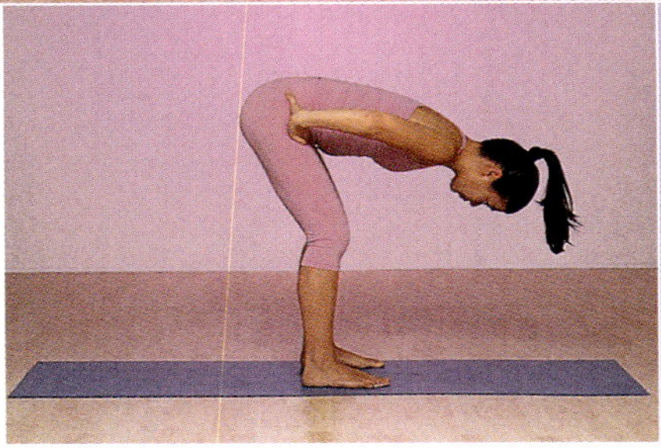

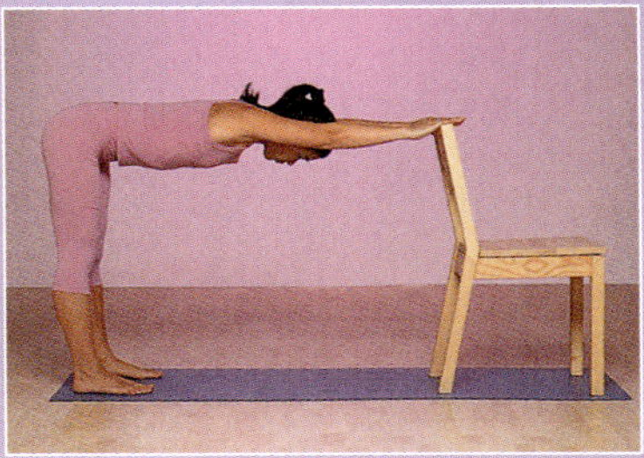

5

Knie wieder beugen, die Hände auf die Hüfte legen und halb hochkommen. Mit dem Einatmen zur Grundposition im Stehen zurückkehren, in der Hüfte aufrichten und den Rücken gerade machen.

ALTERNATIVE

Bei hohem Blutdruck, Glaukom oder Netzhautablösung machen Sie eine halbe Vorwärtsbeugung und legen die Hände auf eine Stuhllehne. Ziehen Sie den Bauch ein und richten Sie den Brustkorb auf.

Baum

Die Baumstellung bringt nicht nur den Körper ins Gleichgewicht, sondern beruhigt und entspannt auch den Geist. Sie stärkt die Beinmuskeln und fördert eine gute aufrechte Haltung der Wirbelsäule.

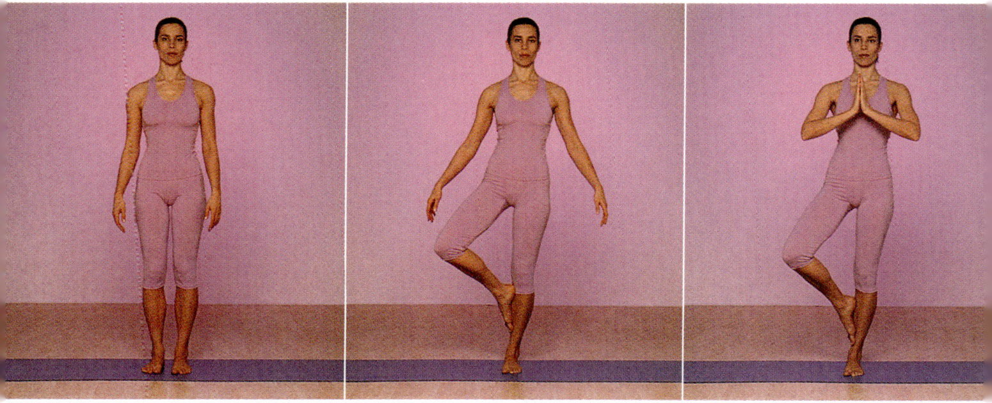

1 Aufrecht stehen, die Füße ein wenig auseinander, das Gewicht gleichmäßig auf beide Füße verteilt. Die Arme hängen an den Seiten herunter.

2 Beim Einatmen die rechte Fußsohle knapp unterhalb des Knies an die Innenseite des linken Beines legen. Das rechte Knie zur Seite drehen, um das rechte Hüftgelenk zu öffnen.

3 Beim Ausatmen das Brustbein aufrichten, Schultern entspannen. Handflächen vor der Brust zusammenlegen. Falls Sie unter Arthritis in den Knien leiden, hören Sie hier auf.

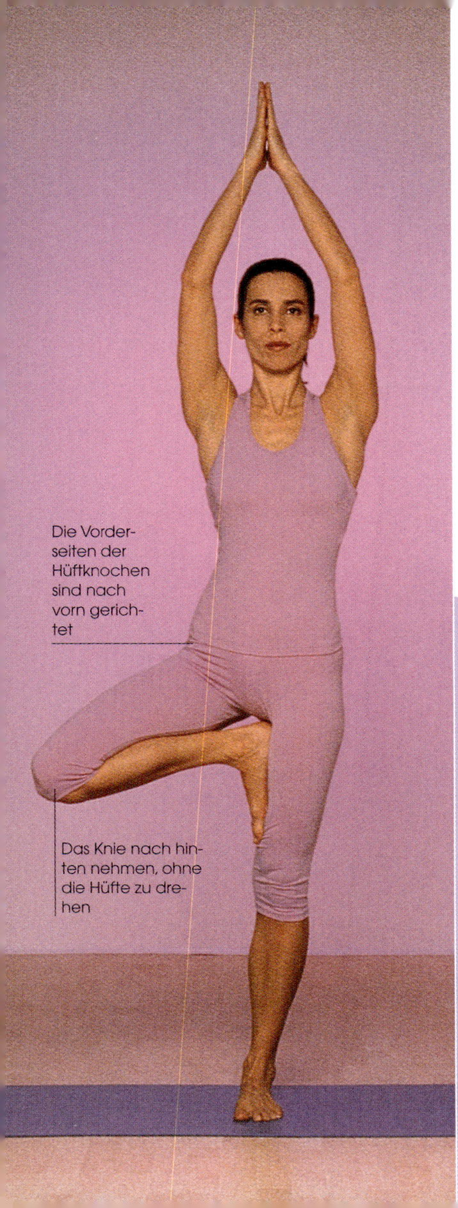
Die Vorderseiten der Hüftknochen sind nach vorn gerichtet
Das Knie nach hinten nehmen, ohne die Hüfte zu drehen

4

Wenn Sie im Gleichgewicht sind, die Fußsohle am Standbein hinauf nach oben gleiten lassen. Beim Einatmen die Arme über den Kopf strecken, die Handflächen bleiben zusammen. Schultern und Gesicht entspannen. Um das Gleichgewicht zu halten, blicken Sie z. B. auf eine Türkante. Mehrere Atemzüge lang halten, dann in die Ausgangsposition und zur anderen Seite wiederholen.

VORSICHT

Wenn beim Zusammenlegen der Handflächen Spannungen in Nacken oder Schultern auftreten, halten Sie die Hände über dem Kopf schulterbreit auseinander.

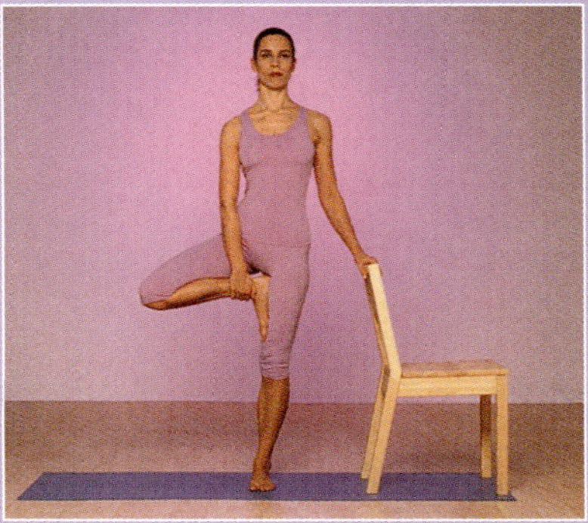

ALTERNATIVE

Bei Gleichgewichtsproblemen stellen Sie sich an eine Wand oder stützen sich an einer Stuhllehne ab; Sie können auch den Knöchel des erhobenen Beins festhalten.

Krieger seitwärts

Diese Stellung stärkt den Körper und hilft, sich der Kraftreserven bewusst zu werden, über die wir verfügen. Bleiben Sie während der ganzen Übung im Gleichgewicht und konzentriert.

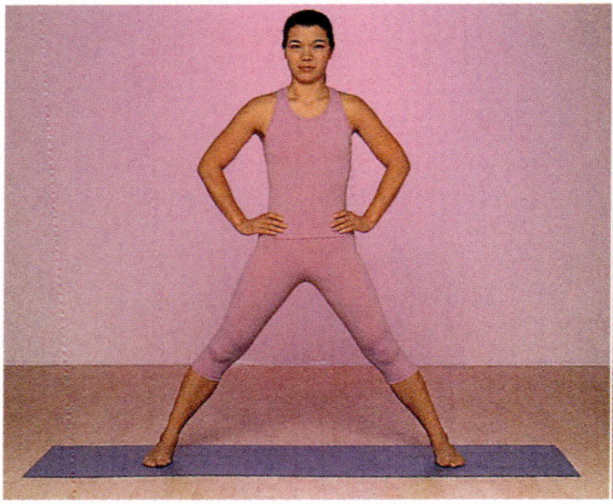

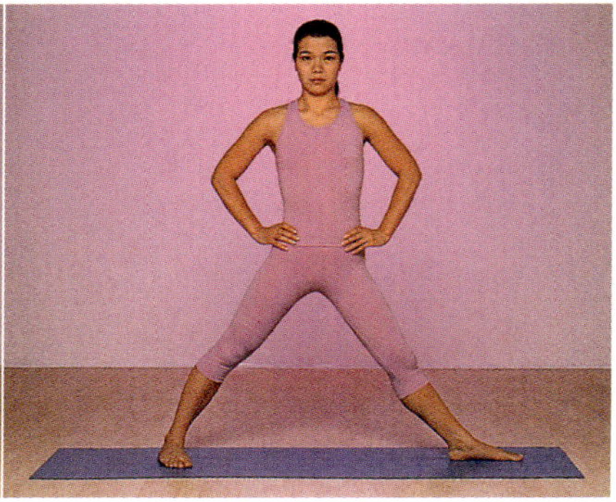

1 Die Füße etwa einen Meter weit auseinander stellen, die Innenkanten sind parallel. Die Hände in die Taille legen, Schultern entspannen und geradeaus schauen.

2 Beim Einatmen die Zehen des rechten Fußes etwas eindrehen und das linke Bein aus der Hüfte heraus um 90° nach links drehen. Der Oberkörper bleibt nach vorn gerichtet.

VORSICHT

- Bei Bluthochdruck oder Herzleiden Stellung nur kurz halten.
- Bei Rückenproblemen die Schritte äußerst behutsam ausführen.

3 Beim Ausatmen das linke Knie beugen. Die Hüfte absenken; Knie und Fußknöchel sollen eine senkrechte Linie, Ober- und Unterschenkel einen rechten Winkel bilden. Kopf nach links drehen, Schultern nach vorn ausrichten.

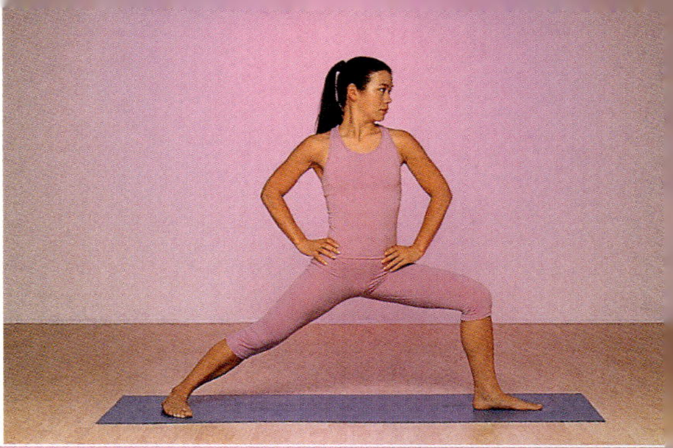

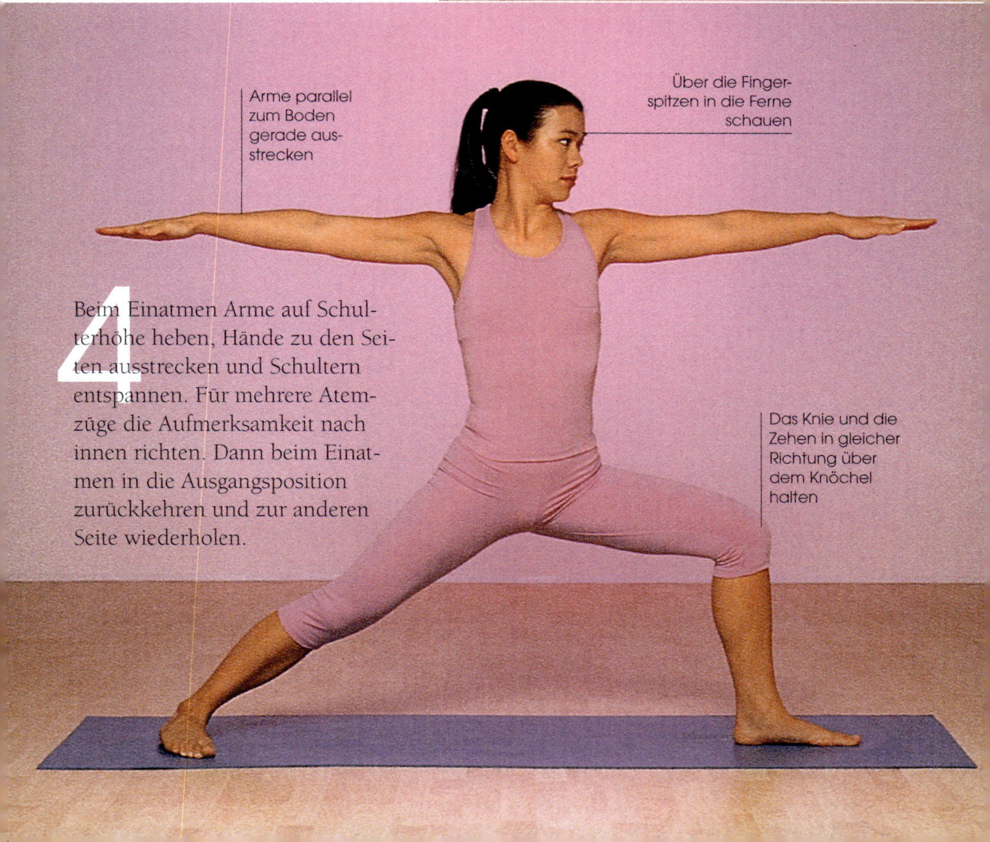
Arme parallel zum Boden gerade ausstrecken
Über die Fingerspitzen in die Ferne schauen
Das Knie und die Zehen in gleicher Richtung über dem Knöchel halten

4 Beim Einatmen Arme auf Schulterhöhe heben, Hände zu den Seiten ausstrecken und Schultern entspannen. Für mehrere Atemzüge die Aufmerksamkeit nach innen richten. Dann beim Einatmen in die Ausgangsposition zurückkehren und zur anderen Seite wiederholen.

Kniender Krieger

Diese Stellung dehnt die Rückseite der Beine und Hüften, streckt die Wirbelsäule und öffnet den Brustkorb. Spüren Sie, wie Ihre Energie zunimmt, während Sie tief in den Brustkorb atmen.

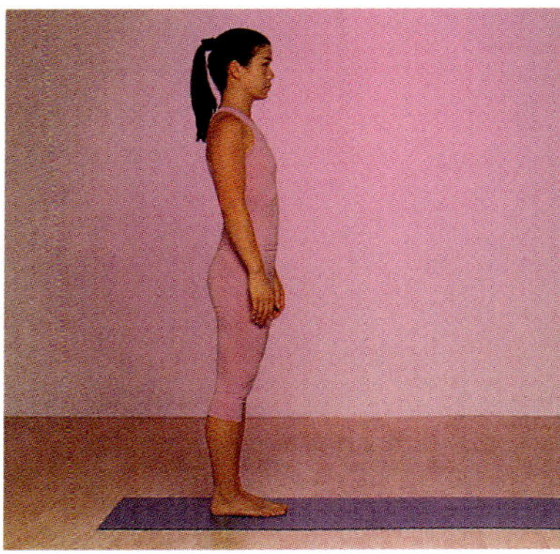

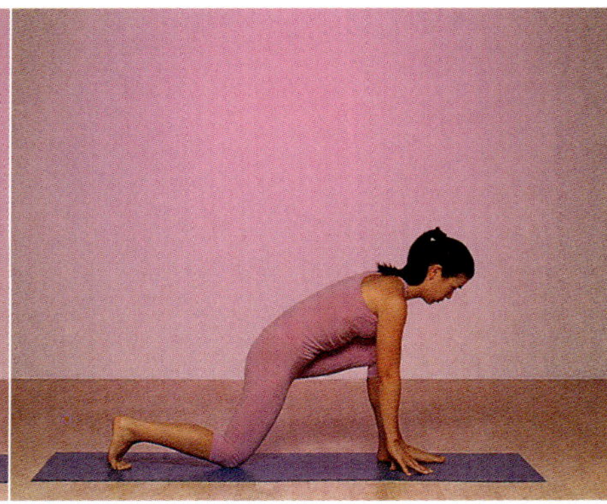

1 Stehen Sie aufrecht, Beine hüftbreit auseinander, Arne an den Seiten. Kommen Sie auf alle viere, die Zehenspitzen auf dem Boden aufgesetzt. Die Hände befinden sich unter den Schultern, die Knie unter der Hüfte.

2 Beim Ausatmen das linke Bein nach vorn zwischen die Hände bringen, sodass sich das Knie über der Ferse befindet. Der Oberkörper ruht auf dem linken Oberschenkel, die Fingerspitzen drücken auf den Boden.

VORSICHT

Bei Rückenproblemen anfangs nicht über Schritt 2 hinausgehen.

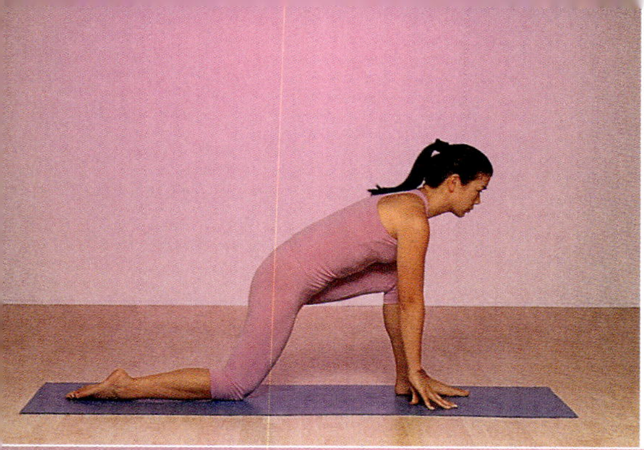

Die Finger aufgestützt lassen und den Kopf ein wenig heben, um etwas weiter nach vorn schauen zu können. Die Zehen des rechten Fußes so strecken, dass der Fußrücken auf dem Boden ruht.

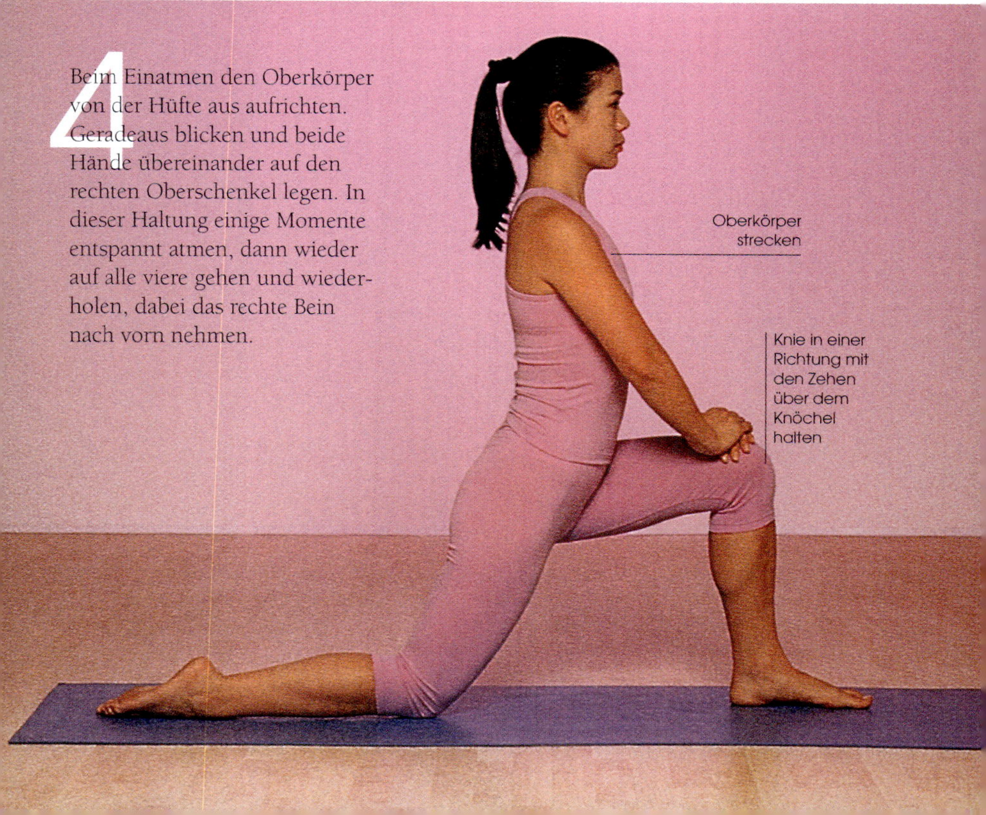
Oberkörper strecken
Knie in einer Richtung mit den Zehen über dem Knöchel halten

4 Beim Einatmen den Oberkörper von der Hüfte aus aufrichten. Geradeaus blicken und beide Hände übereinander auf den rechten Oberschenkel legen. In dieser Haltung einige Momente entspannt atmen, dann wieder auf alle viere gehen und wiederholen, dabei das rechte Bein nach vorn nehmen.

Hund (nach unten)

Mit dieser klassischen Yogastellung wird der ganze Körper durchgearbeitet und gedehnt. Spannungen lösen sich und der Geist wird ruhig, weil Ober- und Unterkörper ins Gleichgewicht kommen.

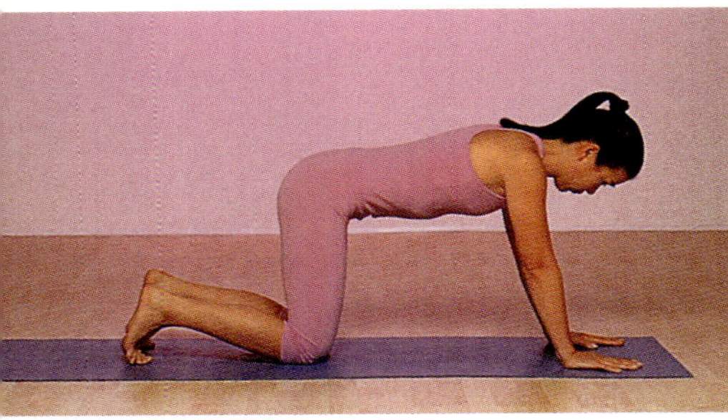

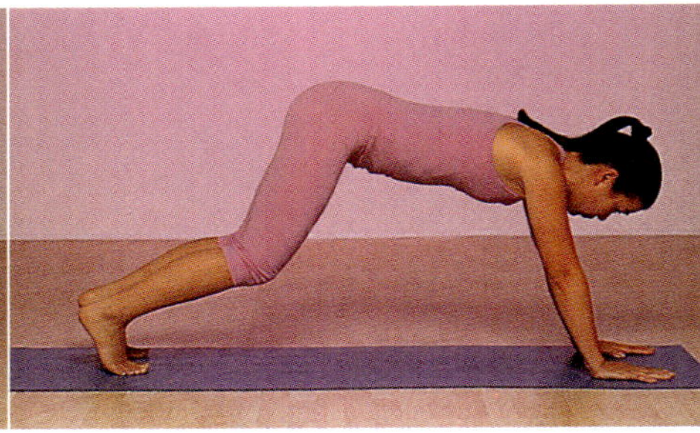

1 Beginnen Sie auf allen vieren, die Hände liegen unter den Schultern, Füße und Knie hüftbreit auseinander. Die Hände nacheinander heben und, wie auf dem Foto, eine Handlänge weiter nach vorn setzen. Die Zehen sind auf dem Boden aufgesetzt.

2 Mit dem Ausatmen auf die Zehen kommen, die Hüften heben und nach hinten schieben. Die Knie gebeugt lassen und die Hände auf den Boden drücken, um das Gewicht nach hinten in die Füße zu schicken. Die Wirbelsäule strecken.

VORSICH

Bei Rückenproblemen die Knie gebeugt lassen oder die Alternative (rechts) wählen.

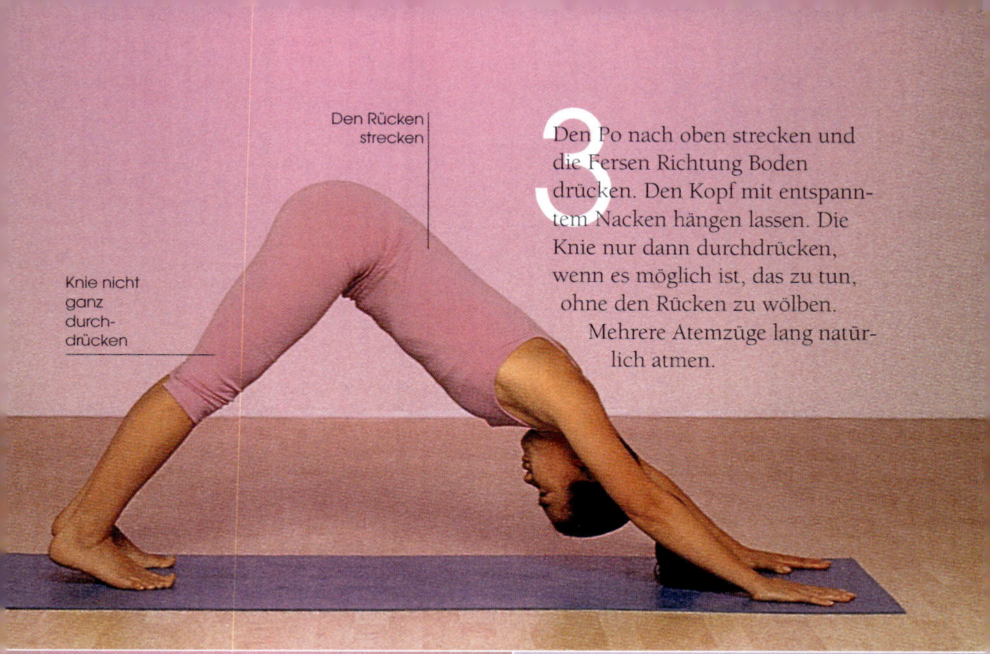

3 Den Po nach oben strecken und die Fersen Richtung Boden drücken. Den Kopf mit entspanntem Nacken hängen lassen. Die Knie nur dann durchdrücken, wenn es möglich ist, das zu tun, ohne den Rücken zu wölben.

Mehrere Atemzüge lang natürlich atmen.

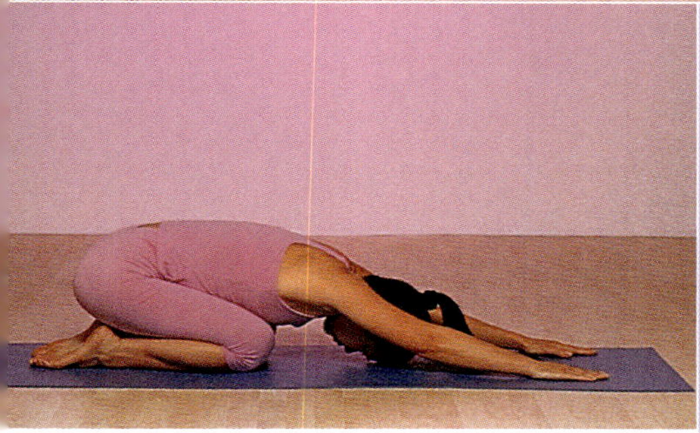

4 Mit einem Ausatmen die Knie auf den Boden senken und die Position »Hase« (Seite 81) einnehmen. Die Arme entspannen und einige Atemzüge lang die Dehnung der Wirbelsäule spüren.

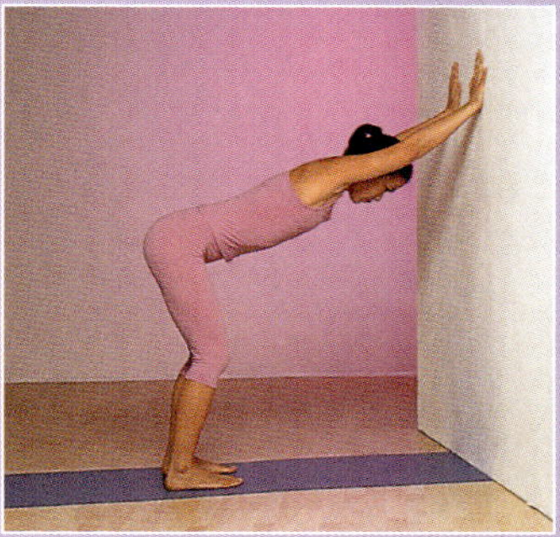

ALTERNATIVE

Bei Bluthochdruck, Netzhautablösung oder Glaukom an einer Wand oder einem Stuhl üben.

Kobra

Die Kobra streckt die Wirbelsäule, stärkt die Rückenmuskulatur und dehnt die Vorderseite des Körpers. Außerdem öffnet sie den Brustkorb, kräftigt das Zwerchfell und löst Spannungen in den Schultern.

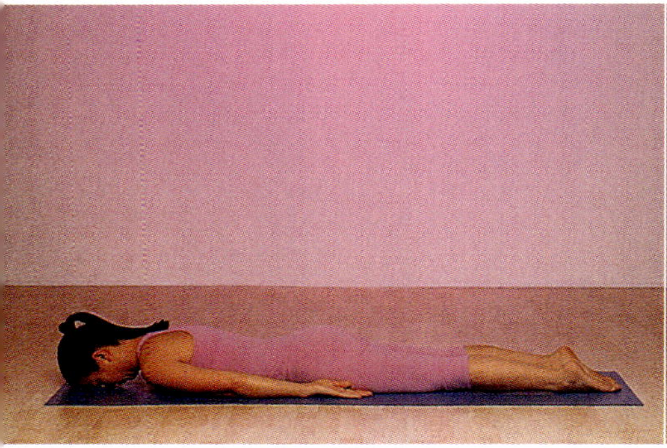

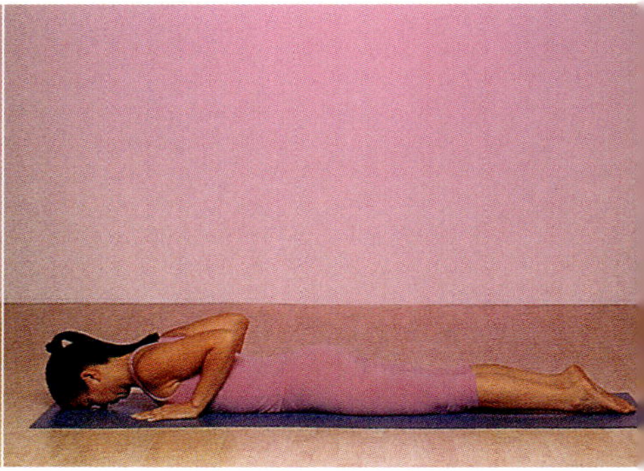

1 In Bauchlage die Stirn auf den Boden legen, die Füße sind gestreckt und liegen hüftbreit auseinander. Die Arme liegen an den Seiten, die Handflächen zeigen nach oben.

2 Die Hände unter die Schultern legen und die Finger so spreizen, dass der Mittelfinger nach vorn zeigt. Die Ellbogen dicht am Körper halten, das Steißbein einziehen. Die Schultern zurückrollen.

VORSICHT

- Bei Wirbelsäulenproblemen die Übung meiden.
- Bei Arthritis im Nacken den Kopf nicht in den Nacken legen.

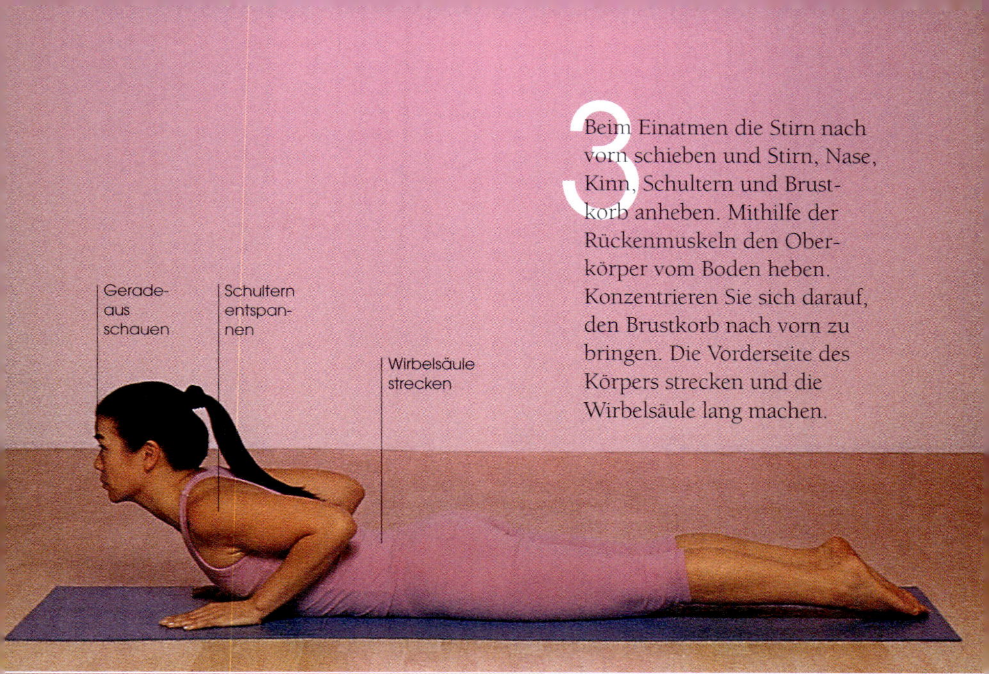

3 Beim Einatmen die Stirn nach vorn schieben und Stirn, Nase, Kinn, Schultern und Brustkorb anheben. Mithilfe der Rückenmuskeln den Oberkörper vom Boden heben. Konzentrieren Sie sich darauf, den Brustkorb nach vorn zu bringen. Die Vorderseite des Körpers strecken und die Wirbelsäule lang machen.

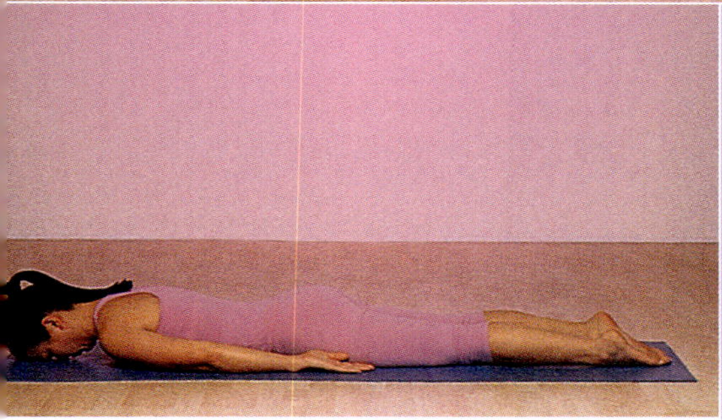

4 Mehrmals wiederholen. Dazwischen die Stirn auf den Boden und die Arme mit den Handflächen nach oben neben den Körper legen. Mit seitwärts gedrehtem Kopf ausruhen.

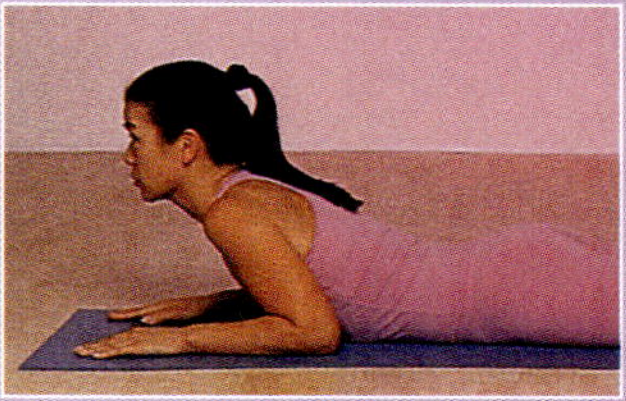

ALTERNATIVE

Wenn Sie in den Schultern steif sind oder Ihre obere Wirbelsäule rund ist (Kyphose), legen Sie die Hände neben das Gesicht und lassen die Unterarme auf dem Boden, wenn Sie den Oberkörper heben.

Heuschrecke

Die Stellung dehnt den Körper und weckt die Lebensgeister. Die Rückenmuskulatur wird gleichmäßig gekräftigt. Üben Sie im Atemrhythmus, um Überanstrengung zu vermeiden und konzentriert zu bleiben.

1 Mit der Stirn auf dem Boden auf dem Bauch liegen, die Füße etwas auseinander, die Arme an den Seiten. Ein paar Atemzüge lang ganz entspannen.

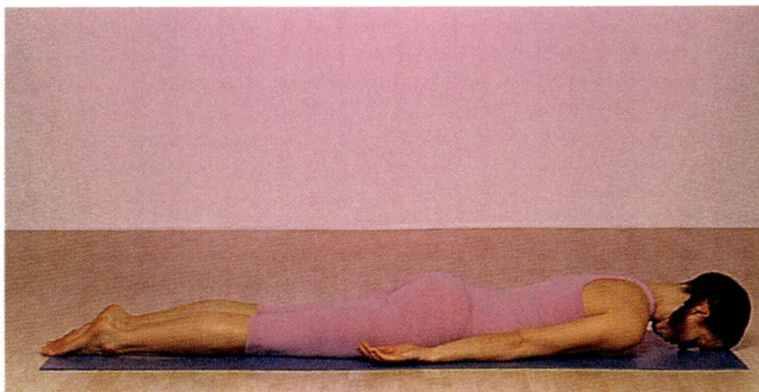

2 Mit einem Ausatmen die Füße strecken. Die Arme wie Flügel nach hinten oben strecken; die Stirn dabei auf den Boden drücken.

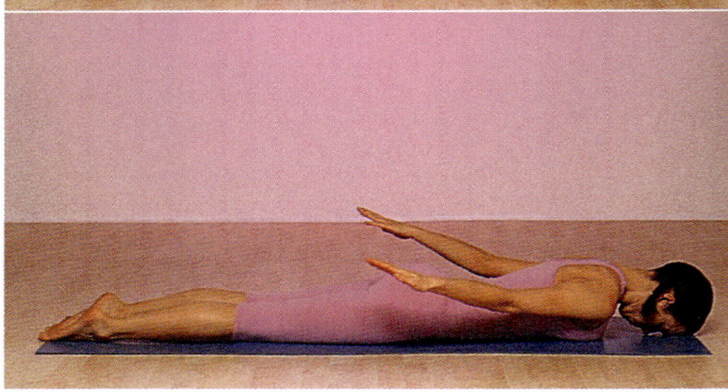

3 Mit dem Einatmen Nase und Kinn über den Boden gleiten lassen, Kopf und Oberkörper leicht anheben. Die Beine gerade anheben, die Muskeln im unteren Rücken zusammenziehen. Spüren Sie, wie der Körper lang wird. Beim Ausatmen langsam zurücksinken und kurz entspannen. Vier- bis sechsmal wiederholen.

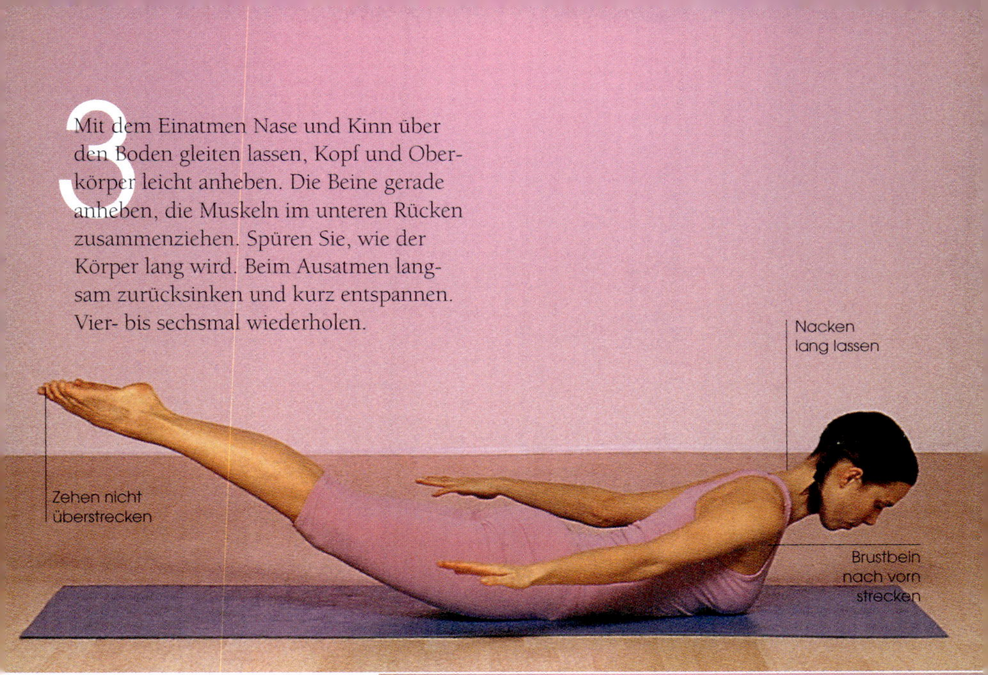
Nacken lang lassen
Zehen nicht überstrecken
Brustbein nach vorn strecken

4 Beim letzten Absenken drehen Sie den Kopf zu einer Seite und entspannen. Spüren Sie, wie sich der untere Rücken mit dem Atem hebt und senkt.

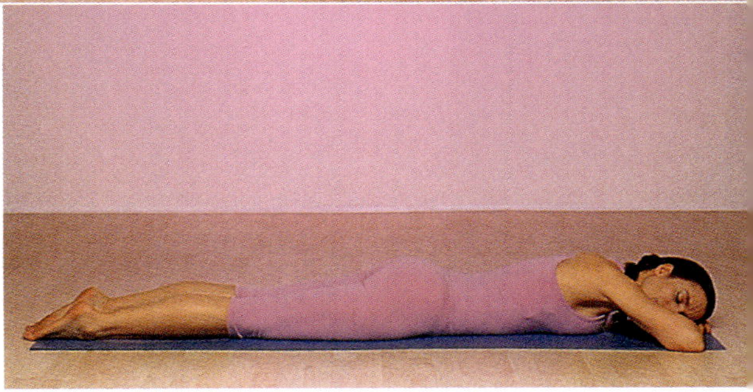

VORSICHT

Bei Magengeschwür, Leistenbruch oder Wirbelsäulenproblemen diese Position nicht üben.

Halber Bogen

Diese Stellung trainiert den Rücken und dehnt die Vorderseite der Oberschenkel und die Muskeln, die das Hüftgelenk beugen. Sie ist eine gute Vorübung für den »Bogen« und hat belebende Wirkung.

1 Sie liegen in Bauchlage mit der Stirn auf dem Boden, die Beine leicht gespreizt und die Arme an den Seiten, mit den Handflächen nach oben.

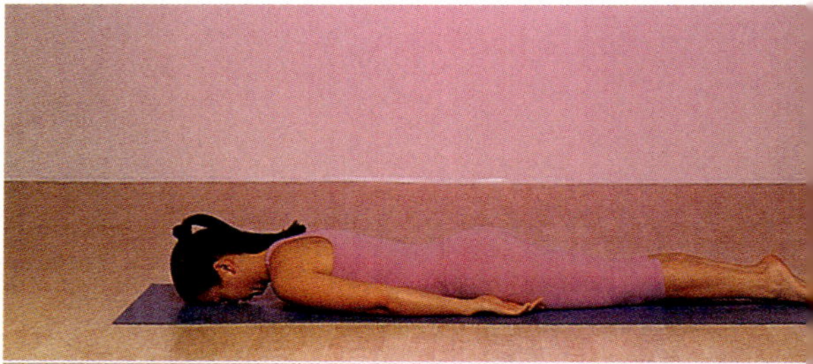

2 Beim Einatmen den rechten Arm über den Kopf strecken, die Handfläche zeigt zum Boden, die Finger vom Körper fort. Die Stirn ruht weiter auf dem Boden.

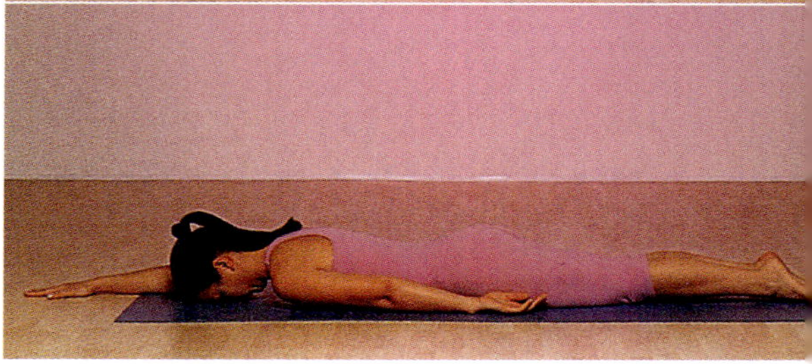

VORSICHT

• Bei Bluthochdruck, Herzleiden oder Leistenbruch nur bis Schritt 3 üben. • Bei Rückenproblemen aufhören, sobald Beschwerden auftreten.

3 Beim Ausatmen das linke Bein beugen, bis die Wade den Oberschenkel berührt. Mit der linken Hand von vorn den Knöchel umfassen. Die Stirn bleibt auf dem Boden.

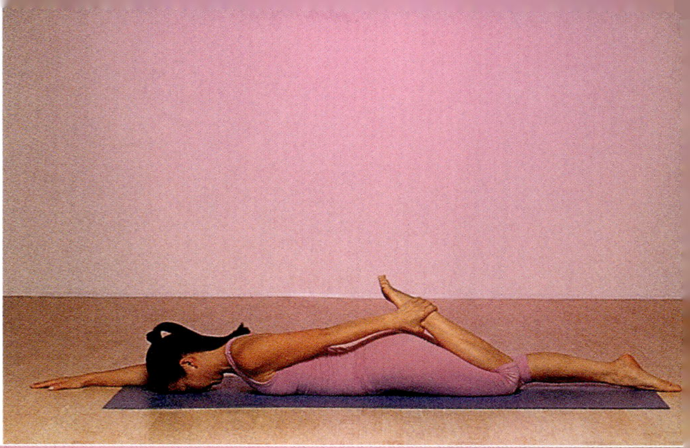

4 Beim Einatmen den linken Oberschenkel anheben und den Fuß vom Po ziehen, gleichzeitig den rechten Arm und Brust und Kopf heben. Beim Ausatmen eine Pause machen und die Position so lange halten, wie es angenehm ist, dabei tief atmen. Mit einem Ausatmen das Bein entspannen und auf den Boden zurücklegen. Zur anderen Seite wiederholen.

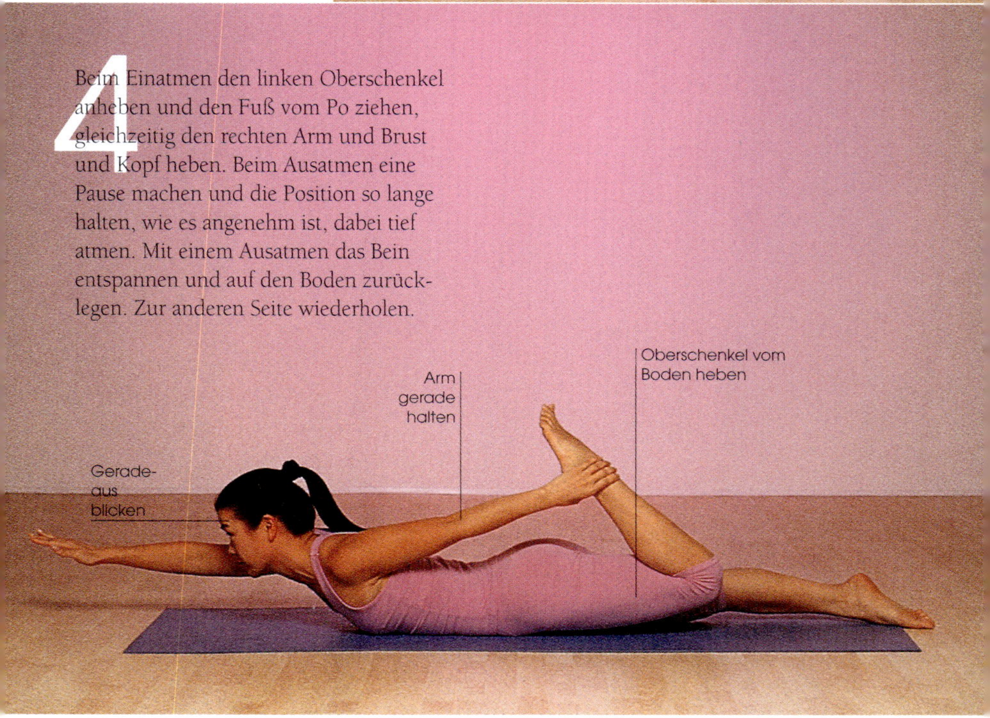

Bogen

Der »Bogen« stärkt und belebt die Rücken- und Bauchmuskulatur und streckt die Wirbelsäule. Außerdem öffnet er den Brustkorb, regt die tiefe Atmung an und fördert das Wohlbefinden.

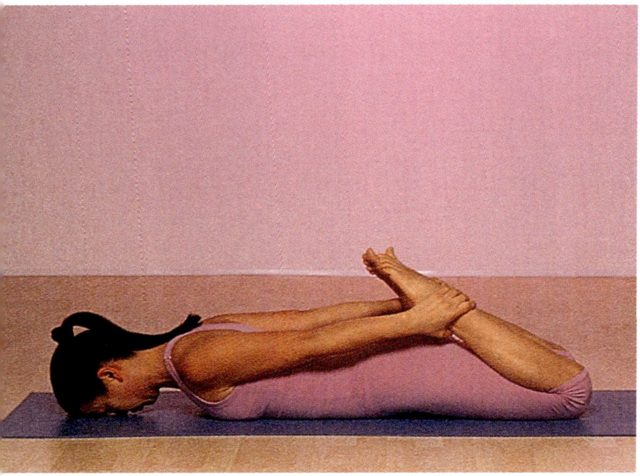

1 In der Bauchlage Füße und Beine zusammenbringen, die Arme liegen am Körper, die Handflächen zeigen nach oben. Legen Sie die Stirn auf den Boden. Beim Ausatmen die Beine so beugen, dass die Waden die Oberschenkel berühren, mit den Händen die Knöchel umfassen.

VORSICHT

Bei Herzleiden, Bluthochdruck oder Leistenbruch den »Halben Bogen« üben (Seite 58).

2 Mit dem Einatmen Oberschenkel, Brustkorb und Kopf heben, mit gestreckten Armen die Schultern zurücknehmen und gleichzeitig die Füße vom Po ziehen. Beim Ausatmen pausieren. Beim nächsten Einatmen die Füße etwas höher anheben. Die Position so lange halten, wie es angenehm ist, dabei tief atmen.

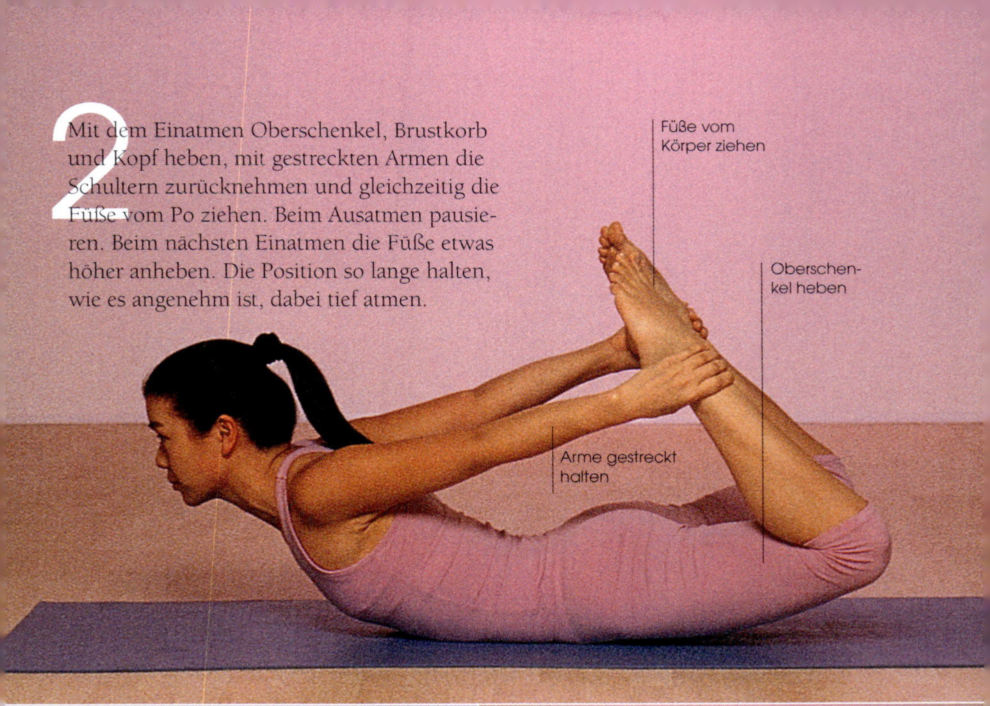

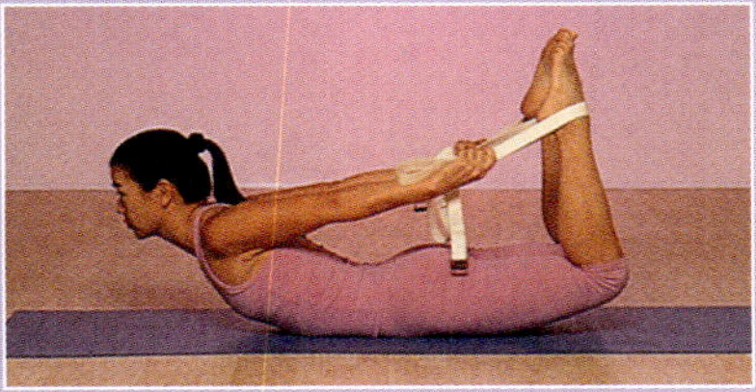

ALTERNATIVE

Wenn Sie die Knöchel nicht erreichen können, verwenden Sie einen Gurt oder Schal: Um die Knöchel legen und mit beiden Händen die Enden halten. Den Brustkorb hochziehen und den Kopf heben.

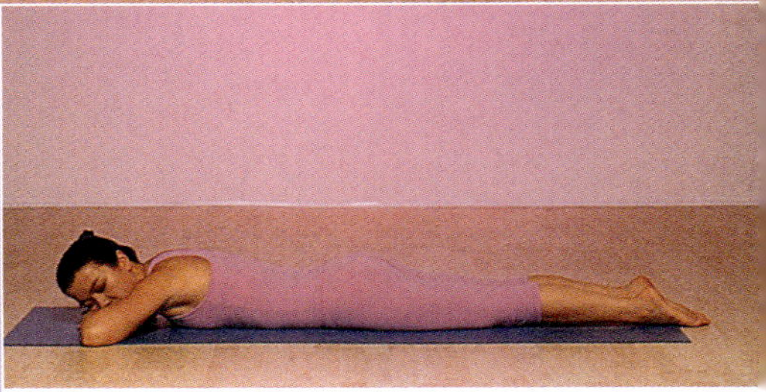

Mit einem Ausatmen in die Ausgangsstellung zurückkehren. Die Arme verschränken, den Kopf auf die Seite drehen und auf die Handrücken legen und ein paar Atemzüge lang ausruhen.

Sonnengruß

Diese dynamische Übungsfolge versorgt den ganzen Körper mit Energie. Versuchen Sie, die Bewegung mit der Atmung zu koordinieren, um einen fließenden Ablauf zu erhalten.

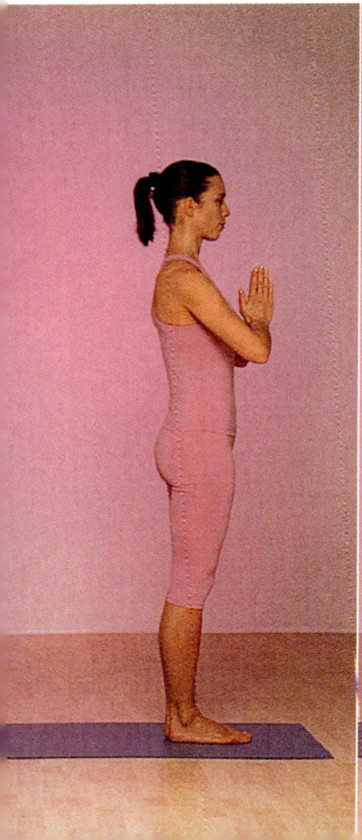

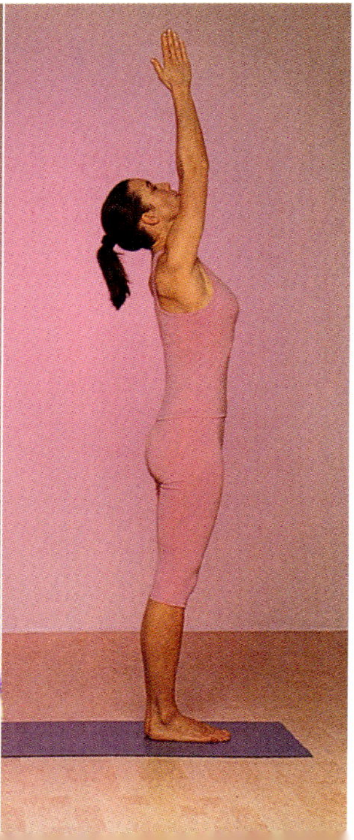

1 Stehen Sie mit den Füßen nebeneinander aufrecht und bringen Sie die Hände in Gebetshaltung vor der Brust zusammen, schauen Sie geradeaus. Zentrieren Sie sich und atmen Sie tief ein.

2 Beim Einatmen die Handflächen nach außen drehen, die Arme seitwärts heben und die Handflächen über dem Kopf zusammenbringen. Heben Sie das Brustbein und lassen Sie den Brustkorb weit werden, während Sie zu den Händen hinaufschauen (den Kopf nicht zurückfallen lassen und die Schultern entspannt halten).

Beim Ausatmen mit gebeugten Knien in ein entspanntes Vorwärtsbeugen gehen (Seite 44). Die Arme unter dem Kopf verschränken, den Oberkörper hängen lassen. Die Position drei bis vier Atemzüge lang halten.

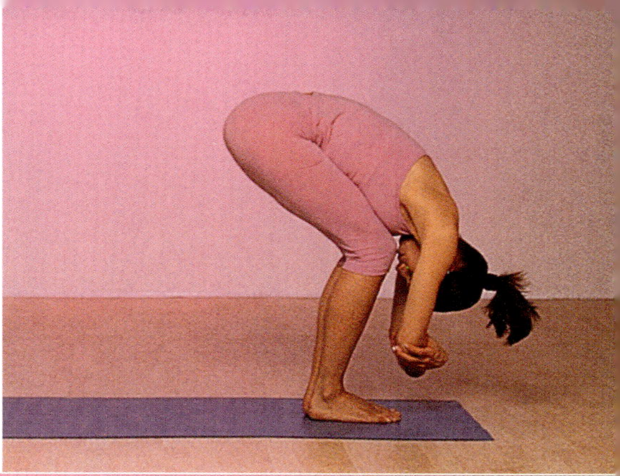

4

Beim Ausatmen in den »Knienden Krieger« gehen (Seite 50). Den rechten Fuß weit nach hinten strecken und auf dem Ballen aufsetzen. Das Knie auf den Boden senken und den Oberkörper auf dem linken Oberschenkel ruhen lassen. Finger aufstellen. Das Brustbein aufrichten und geradeaus schauen. Drei bis vier Atemzüge lang halten. ▶

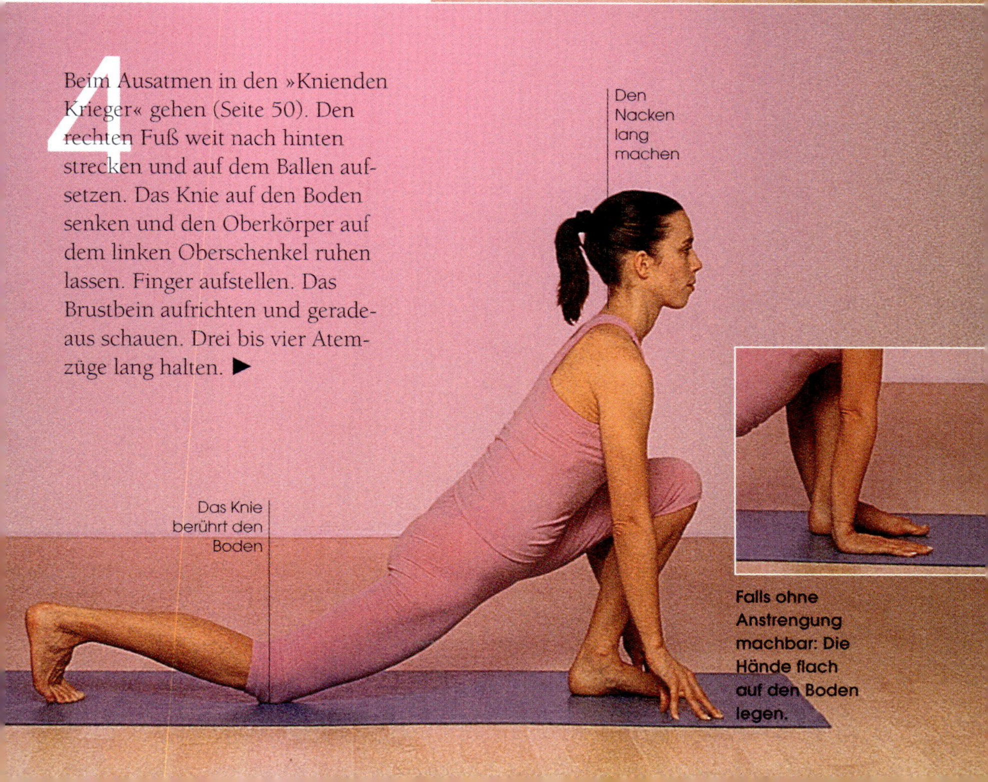

Falls ohne Anstrengung machbar: Die Hände flach auf den Boden legen.

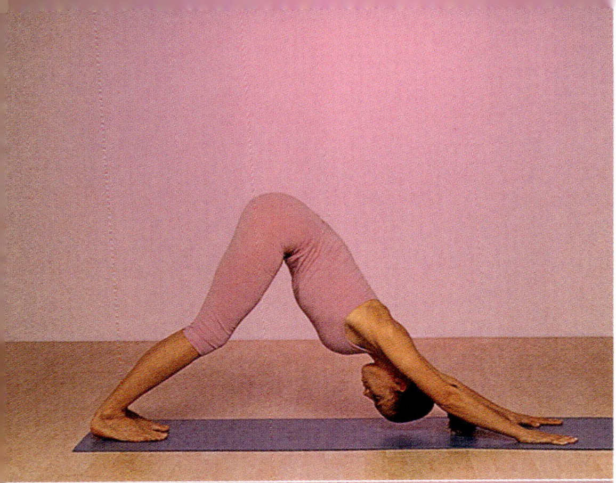

5 Den linken Fuß nach hinten strecken und in die »Hund«-Stellung gehen (Seite 52), dabei ausatmen. Die Fersen in Richtung Boden drücken, den Bodenkontakt aber nicht erzwingen; wenn nötig, die Knie beugen. Den Kopf hängen lassen und den Nacken entspannen. Drei bis vier Atemzüge lang halten.

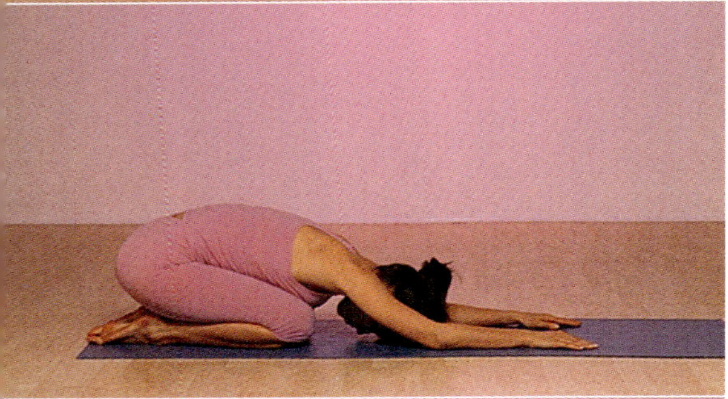

6 Mit einem Ausatmen die Knie zum Boden bringen und in die »Hase«-Stellung (Seite 81) gehen. Drei bis vier Atemzüge lang in dieser Stellung entspannen.

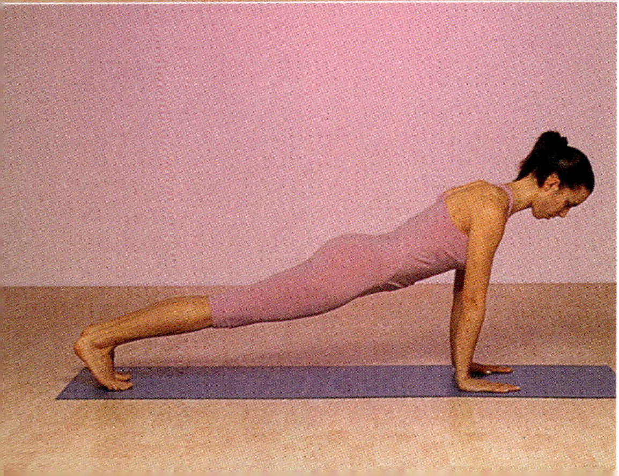

7 Beim Einatmen mit dem Körper nach vorn kommen, die Beine gestreckt vom Boden heben und auf die Zehen stellen. Die Hände befinden sich direkt unter den Schultern, und Körper und Beine bilden eine gerade Linie; schauen Sie auf den Boden. Halten Sie die Position und atmen Sie aus.

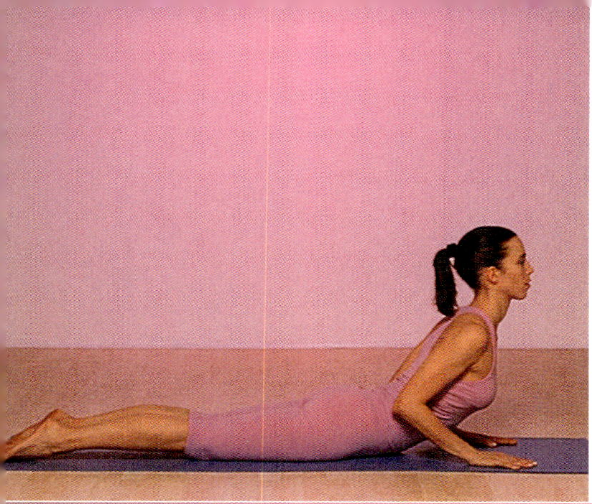

8 Beim Einatmen in die »Kobra«-Stellung gehen (Seite 54). Die Hände unter den Schultern halten, die Arme angewinkelt, die Ellbogen am Körper. Konzentrieren Sie sich darauf, den Brustkorb nach vorn zu bringen, die Vorderseite des Körpers lang zu machen und die Wirbelsäule zu strecken.

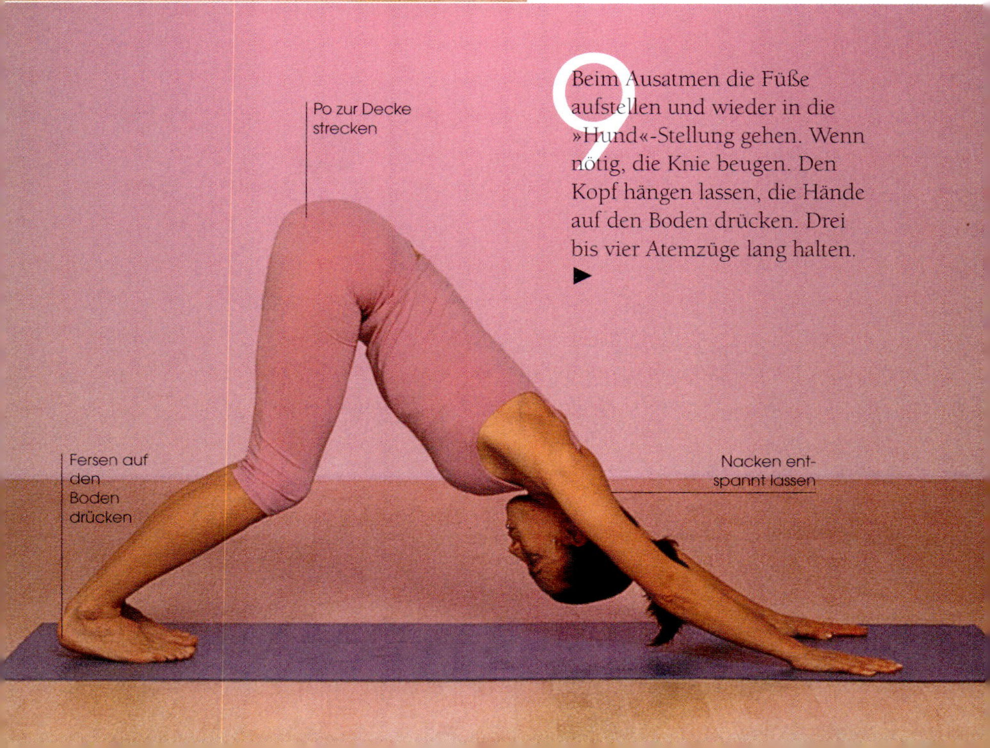
Po zur Decke strecken
Fersen auf den Boden drücken
Nacken entspannt lassen

9 Beim Ausatmen die Füße aufstellen und wieder in die »Hund«-Stellung gehen. Wenn nötig, die Knie beugen. Den Kopf hängen lassen, die Hände auf den Boden drücken. Drei bis vier Atemzüge lang halten. ▶

10

Den linken Fuß zwischen die Hände setzen und in den »Knienden Krieger« zurückkommen (Seite 50), dabei ausatmen. Wenn nötig, die Finger aufstützen oder, falls Sie sehr steif sind, zwei Schritte machen. Drei bis vier Atemzüge lang halten.

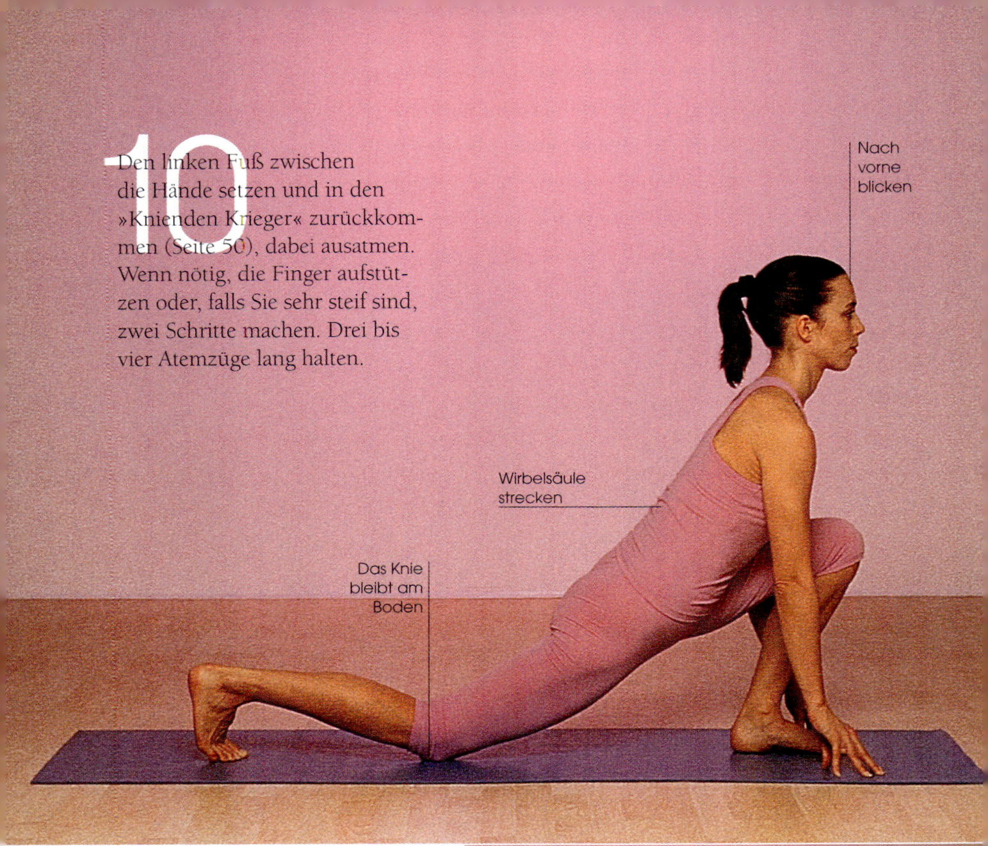
Nach vorne blicken
Wirbelsäule strecken
Das Knie bleibt am Boden

11

Beim Ausatmen den rechten Fuß neben den linken ziehen und mit gebeugten Knien in die Vorwärtsbeugung (Seite 44) gehen. Die Arme unter dem Kopf verschränken, die Ellbogen festhalten und so drei bis vier Atemzüge lang entspannen.

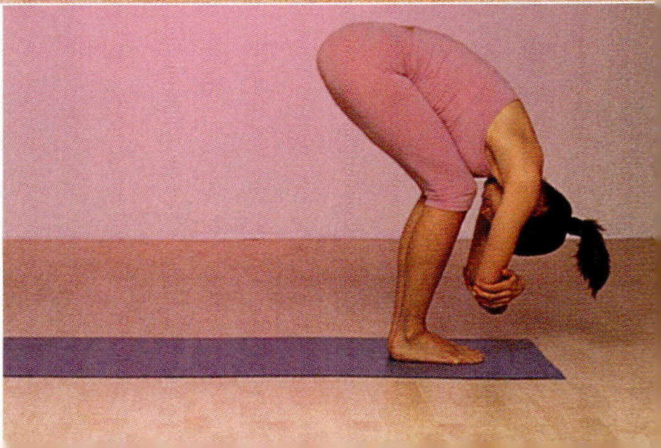

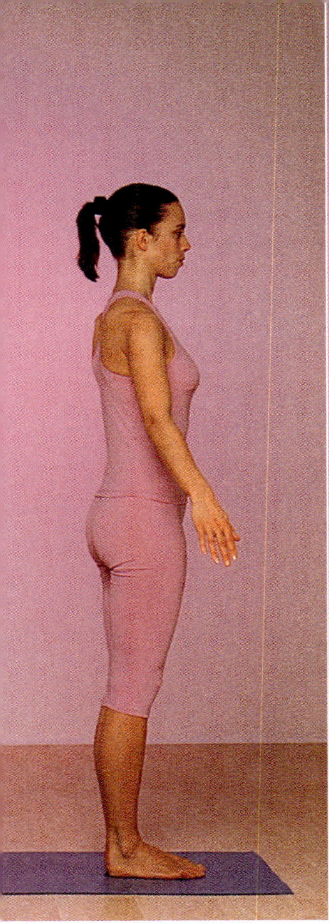

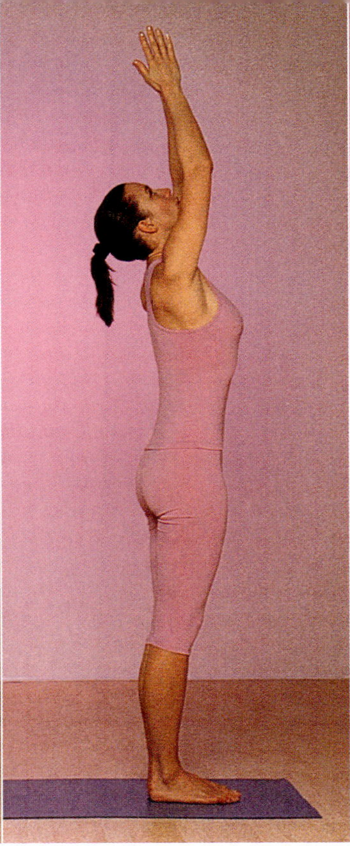

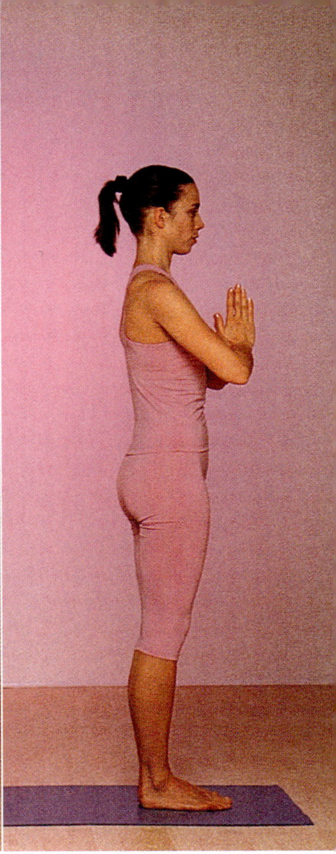

12

Beim Einatmen den Körper langsam von unten her aufrichten, die Knie zum Schluss durchdrücken. Wenn Sie gerade stehen, atmen Sie einmal aus.

13

Beim Einatmen die Arme seitlich im Halbkreis über den Kopf führen. Handflächen zusammenlegen und zu den Händen hinaufschauen. Das Brustbein heben (aber nicht rückwärts beugen).

14

Beim Ausatmen die Hände in Gebetshaltung vor die Brust bringen. Geradeaus schauen und ein paar Minuten lang entspannt atmen, dann die Übungsfolge zur anderen Seite wiederholen.

Brücke

In dieser Stellung wird der Rücken gewölbt und der Brustkorb geweitet, und Spannungen in Nacken und Schultern lösen sich. Besonders wohltuend ist sie, wenn man sich nur beim Ausatmen bewegt.

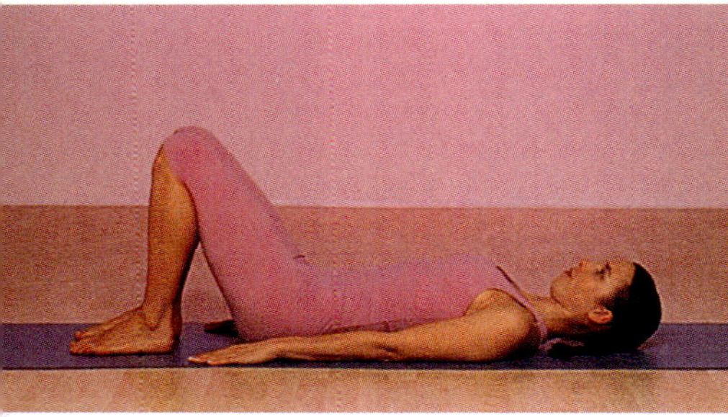

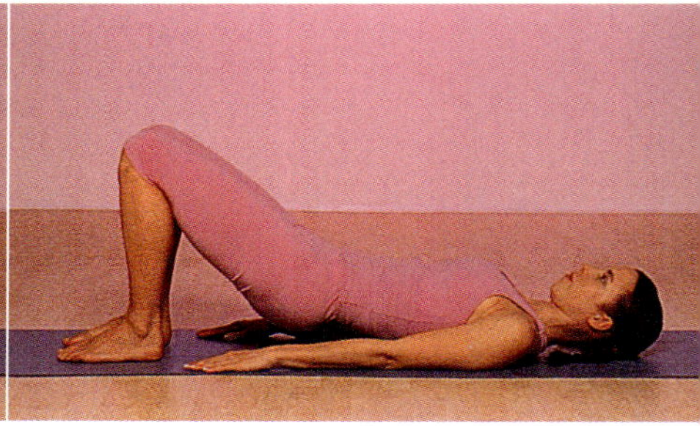

1 In Rückenlage die Knie so weit anziehen, dass zwischen Hüfte und Fersen eine Handlänge Abstand bleibt. Die Füße hüftbreit auseinander stellen. Die Arme mit den Handflächen nach unten neben den Körper legen und das Kinn etwas anziehen, um den Nacken zu strecken.

2 Spüren Sie beim Einatmen, wie die Wirbelsäule gestreckt auf dem Boden liegt. Beim Ausatmen die Füße leicht gegen den Boden drücken, und die Hüfte und dann den Rücken so weit heben, wie es bequem geht: Die Füße sollen direkt unter den Knien stehen (vor allem bei Knieproblemen!).

VORSICHT

Bei Nackenproblemen darauf achten, dass der Nacken während der ganzen Übung gestreckt bleibt.

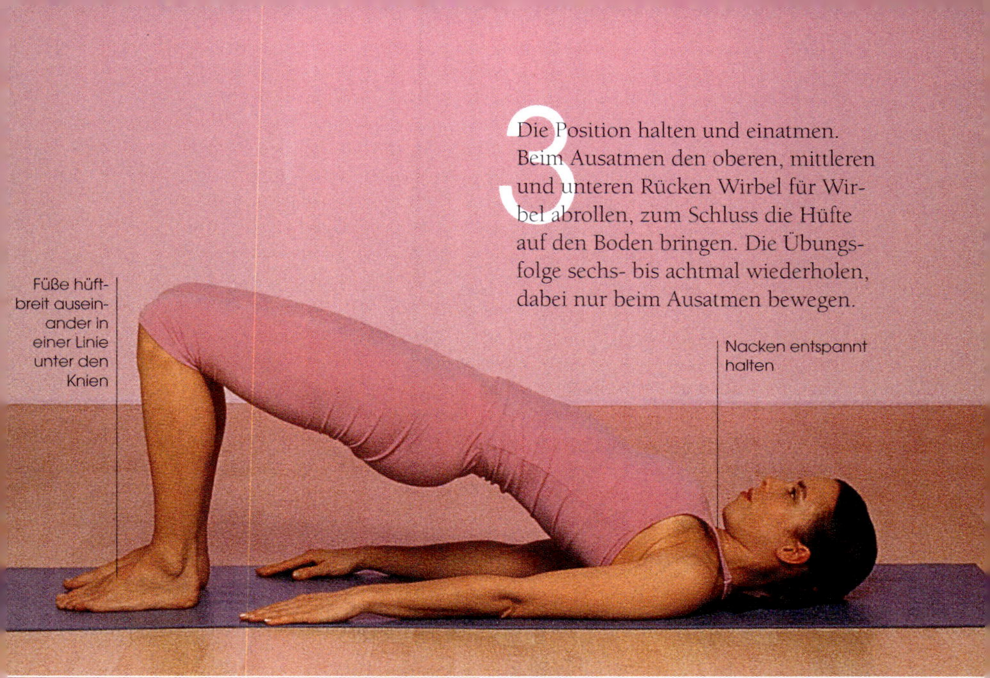
Füße hüft-
breit ausein-
ander in
einer Linie
unter den
Knien
Nacken entspannt
halten

3 Die Position halten und einatmen. Beim Ausatmen den oberen, mittleren und unteren Rücken Wirbel für Wirbel abrollen, zum Schluss die Hüfte auf den Boden bringen. Die Übungsfolge sechs- bis achtmal wiederholen, dabei nur beim Ausatmen bewegen.

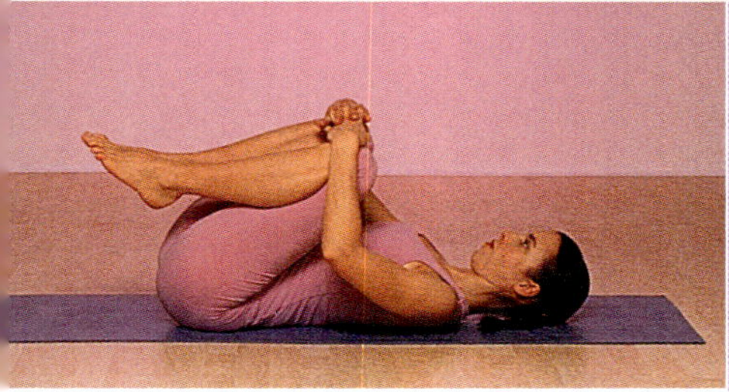

4 Nach Abschluss der Übung die Knie zur Brust ziehen und die Arme darum legen. Schultern entspannen. Blicken Sie langsam von einer Seite zur anderen und spüren Sie, wie Ihr Rücken sich auf dem Fußboden bewegt.

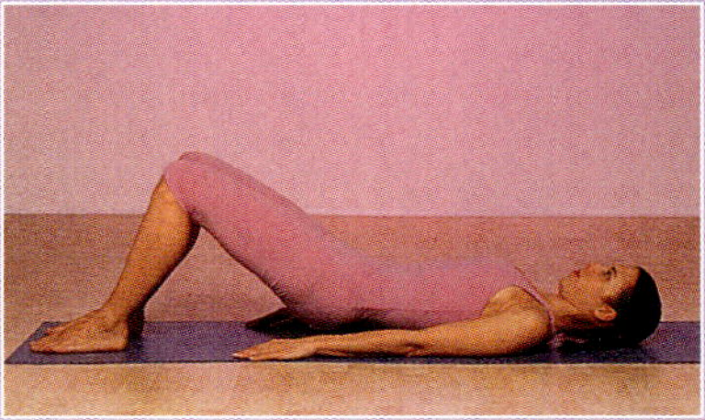

ALTERNATIVE

Bei Rückenproblemen: Die Füße zu Anfang nicht so weit anziehen und nur die Hüfte vom Boden heben (nicht den ganzen Rücken).

Beine an der Wand

Umkehrstellungen können besonders erholsam sein. Sie brauchen auch nicht gleich einen Kopfstand zu machen, um in ihren Genuss zu kommen. Beginnen Sie mit den »Beinen an der Wand«.

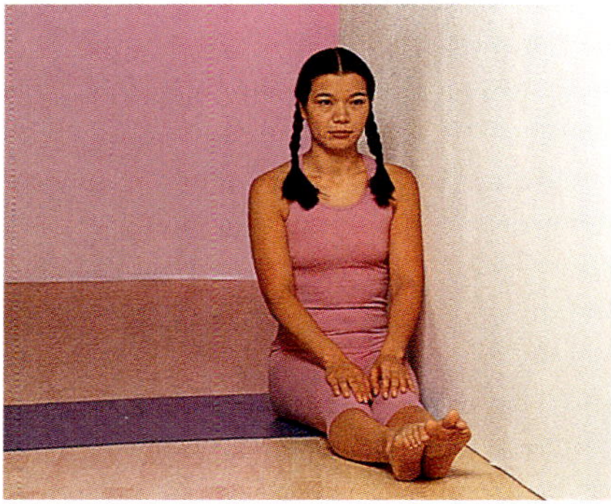

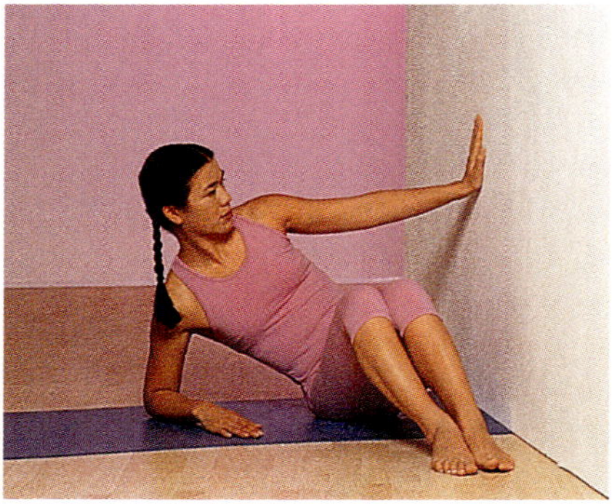

1 Sie sitzen aufrecht, die linke Hüfte soll eine Wand berühren. Die Hände auf die Schenkel legen. Ein paar Momente ruhig atmen, dann die Knie anziehen.

2 Stützen Sie sich auf den rechten Ellbogen und legen Sie die linke Hand an die Wand. Den Oberkörper um 90° drehen und die Beine an die Wand legen.

VORSICHT

- Bei Bluthochdruck ist diese Übung die einzige erlaubte Umkehrstellung.
- Bei niedrigem Blutdruck behutsam aus den Umkehrstellungen zurückkommen.

3 Die Hände auf den Unterbauch legen. Beine an der Wand entspannen und zwei bis drei Minuten still in dieser Position bleiben. Beobachten Sie dabei das natürliche Fließen des Atems.

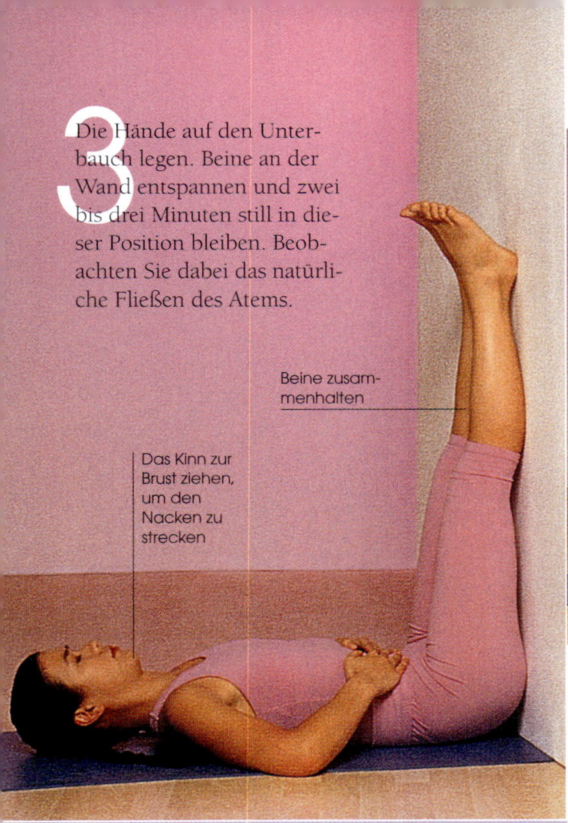
Beine zusammenhalten
Das Kinn zur Brust ziehen, um den Nacken zu strecken

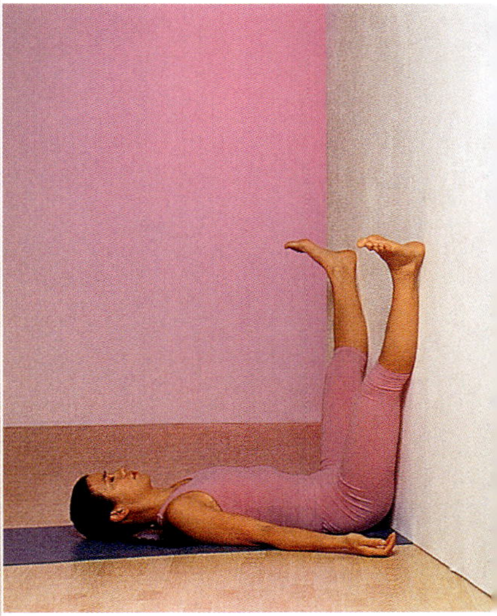

4 Die Füße auseinander ziehen und für ein paar Atemzüge die Arme an die Seiten legen, Handflächen nach oben. Dann die Knie zur Brust ziehen und auf eine Seite rollen. In dieser Stellung einige Atemzüge lang bleiben. Aufsetzen, ein paar Atemzüge im Sitzen machen und dann aufstehen.

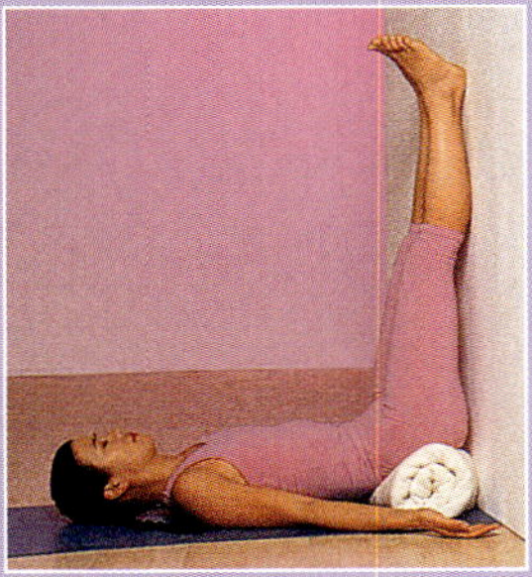

ALTERNATIVE

Wenn es Ihnen unbequem ist, mit dem Rücken flach auf dem Boden zu liegen, legen Sie sich ein Kissen unter die Hüfte.

Halber Schulterstand

Diese sanfte Version des Schulterstands ist erholsam, beruhigt den Geist und lässt Beine und Unterkörper ausruhen. Wenn man eine Wand als Stütze benutzt, ist die Position leicht zu erlernen.

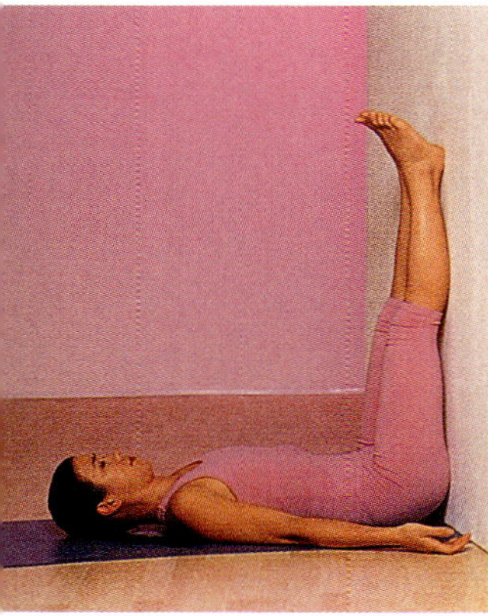

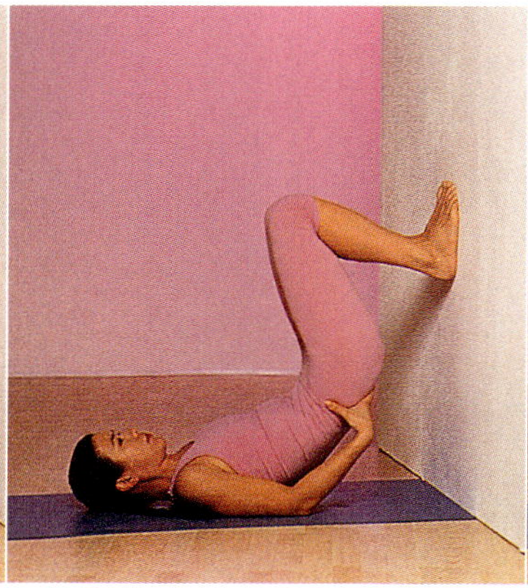

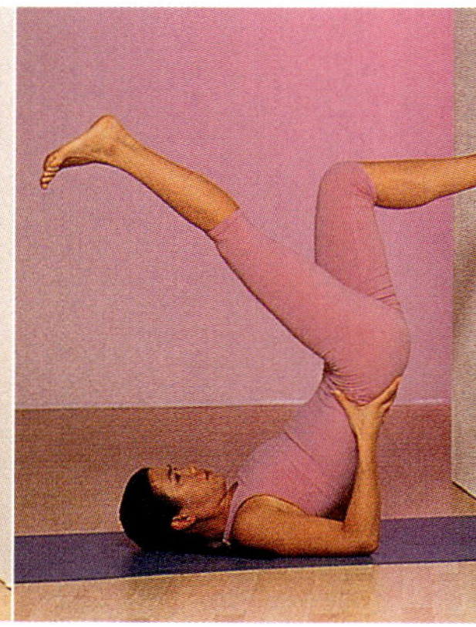

1 Legen Sie die Beine an die Wand (wie auf Seite 70 beschrieben).

2 Die Fußsohlen gegen die Wand drücken, dabei die Hüfte heben. Die Hände hinter die Hüfte legen.

3 Fersen von der Wand lösen und Hüfte höher strecken. Rechten Fuß über den Kopf führen.

VORSICHT

Bei Bluthochdruck, Herzleiden, Netzhautablösung, Glaukom, Nackenproblemen oder Übergewicht »Beine an der Wand« (Seite 70) üben.

4

Nehmen Sie nun auch den linken Fuß von der Wand. Den Nacken entspannen und einige Atemzüge lang halten. Das Kinn sanft zur Brust ziehen, um den Nacken zu dehnen. Normal atmen, die Fußsohlen zur Decke strecken und Beine und Wirbelsäule lang machen.

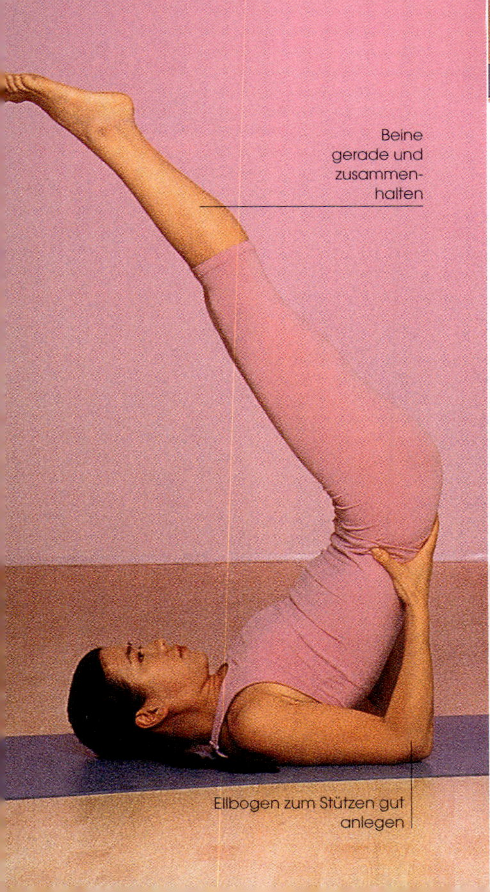

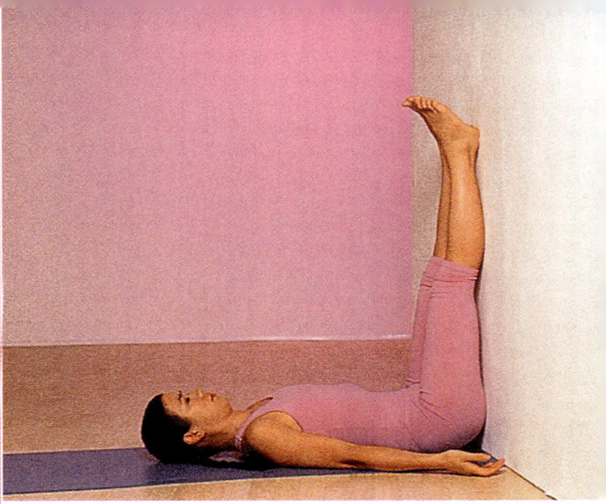

5

Das rechte Bein beugen, die rechte Fußsohle wieder an die Wand setzen und den linken Fuß folgen lassen. Mit der Wirbelsäule auf den Boden zurückkommen, dabei den Rücken weiter abstützen. Die Arme an die Seiten legen.

6

Die Knie zur Brust ziehen und auf die rechte Seite rollen. Einige Minuten lang den Kopf auf dem Boden lassen, dann langsam aufsetzen, vor allem bei Bluthochdruck.

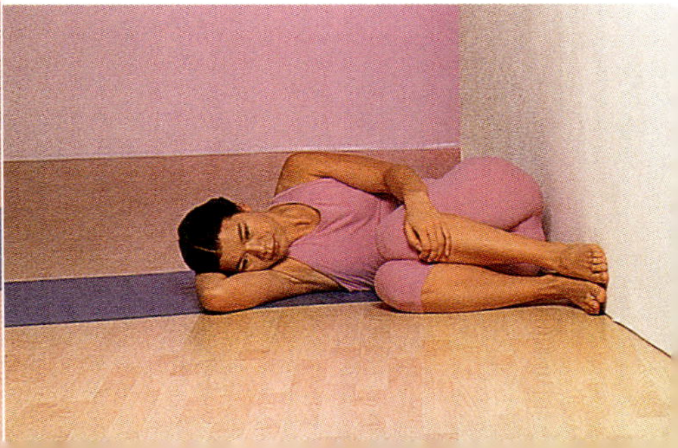

Einfacher Fisch

Diese Position öffnet Hüfte und Schultern und unterstützt den Rücken. Nach dem »Halben Schulterstand« (Seite 72) bietet sie eine ideale Gegendehnung für Rücken und Nacken.

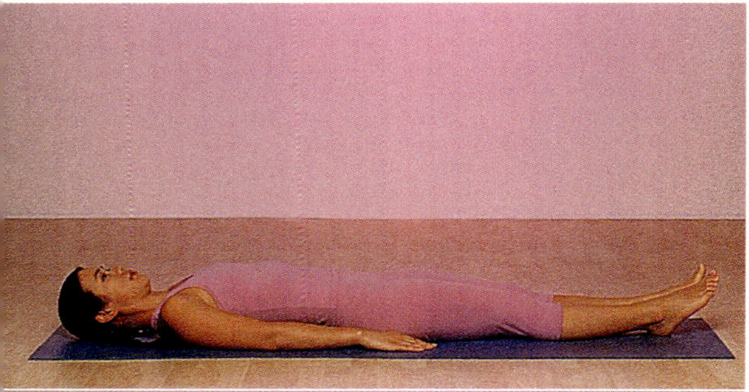

1 In Rückenlage die Füße hüftbreit auseinander nehmen. Die Arme liegen an den Seiten mit den Handflächen nach unten. Schauen Sie an die Decke.

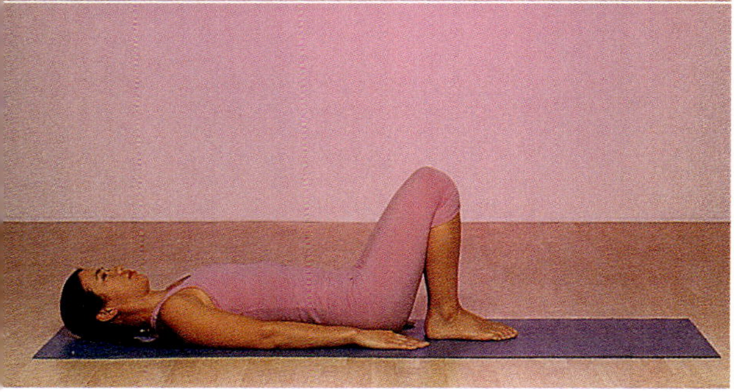

2 Die Knie möglichst weit anziehen, die Fußsohlen bleiben flach auf dem Boden. Strecken Sie den Nacken, indem Sie das Kinn ein wenig zur Brust ziehen.

3

Die Füße an den Knöcheln kreuzen und die Knie zu beiden Seiten nach unten sinken lassen, sodass Sie mit gekreuzten Beinen liegen. Spüren Sie, wie die Hüftgelenke sich entspannen und sich öffnen. Vorsicht: Gehen Sie nicht zu stark ins Hohlkreuz.

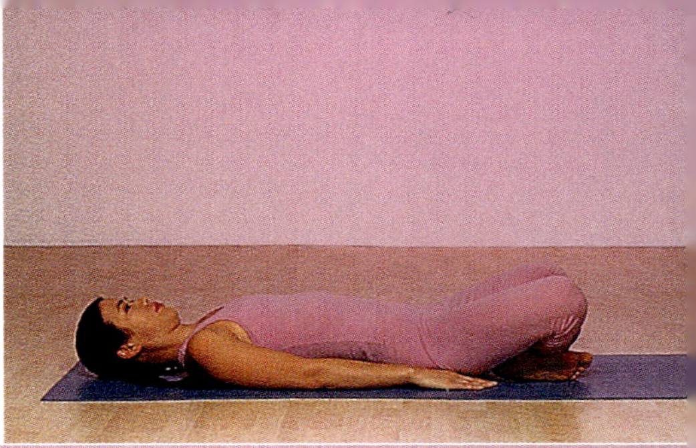

4

Die Arme nach oben führen und die Hände unter dem Kopf falten. Die Ellbogen auf den Boden sinken lassen. Beobachten Sie mehrere Atemzüge lang, wie Ihr Bauch sich hebt und senkt. Kreuzen Sie die Knöchel zur anderen Seite und bleiben Sie noch einige Atemzüge lang liegen. Dann führen Sie die Knie wieder zusammen und strecken die Beine.

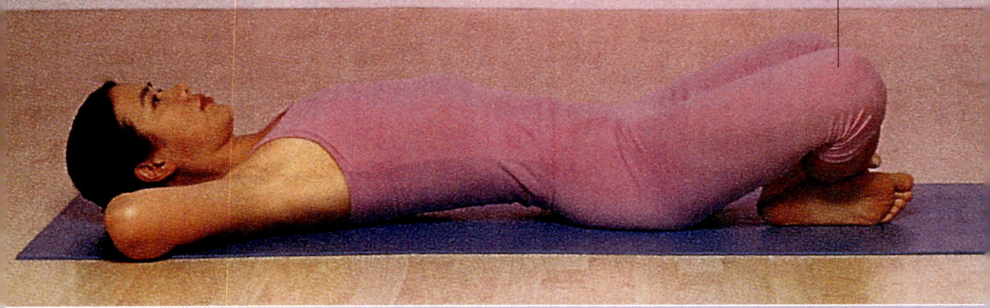

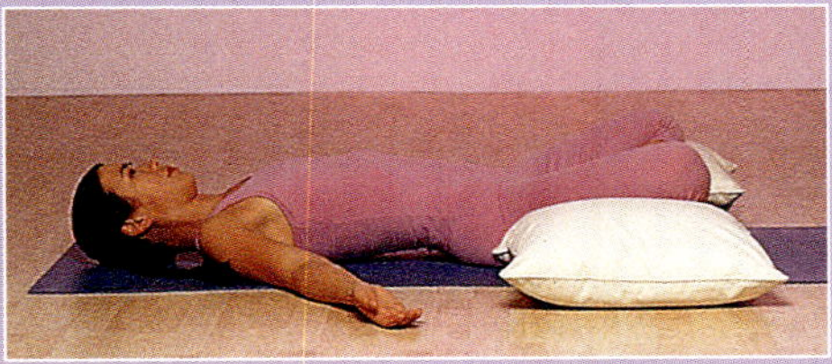

ALTERNATIVE

Bei Schmerzen im unteren Rücken oder bei steifer Hüfte legen Sie zur Unterstützung ein Polster oder ein Kissen unter einen oder beide Oberschenkel.

Brüllender Löwe

Diese Position ist ideal, um Stress abzubauen. Beim Üben dehnt man Gesicht, Kiefer und Hals und spürt dabei körperlich, wie sich jedes Gefühl, beruflich oder privat unter Druck zu stehen, auflöst.

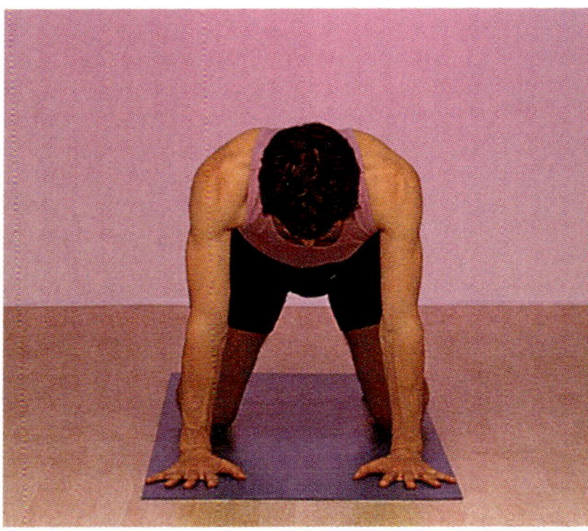

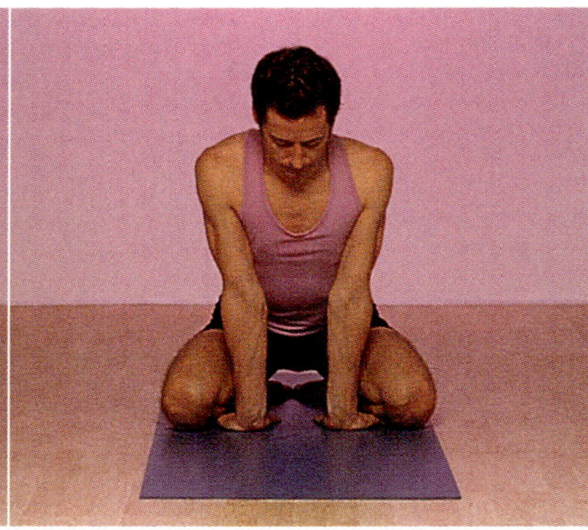

1 Beginnen Sie auf allen vieren, die Hände befinden sich unter den Schultern, Füße und Knie sind etwa hüftbreit auseinander. Die Finger spreizen und auf den Boden schauen.

2 Setzen Sie sich auf die Fersen, die Füße nah zusammen und die Knie etwas weiter als hüftbreit geöffnet. Die Hände mit den Handballen nach vorn innen am Knie auf den Boden stützen, Fingerspitzen zum Körper. Das Brustbein heben und etwas nach vorn schauen.

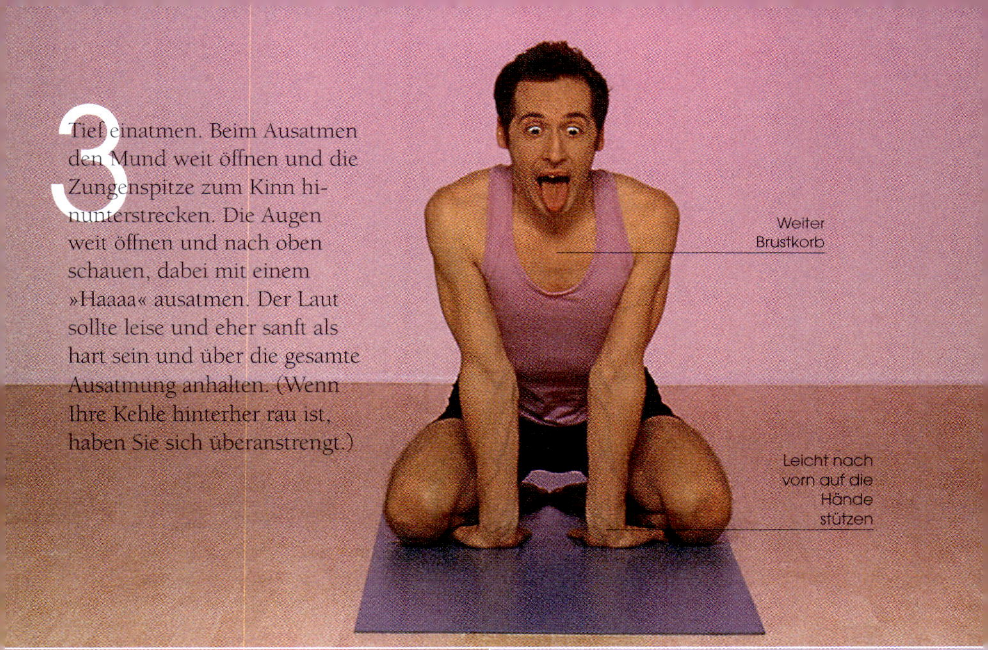

3 Tief einatmen. Beim Ausatmen den Mund weit öffnen und die Zungenspitze zum Kinn hinunterstrecken. Die Augen weit öffnen und nach oben schauen, dabei mit einem »Haaaa« ausatmen. Der Laut sollte leise und eher sanft als hart sein und über die gesamte Ausatmung anhalten. (Wenn Ihre Kehle hinterher rau ist, haben Sie sich überanstrengt.)

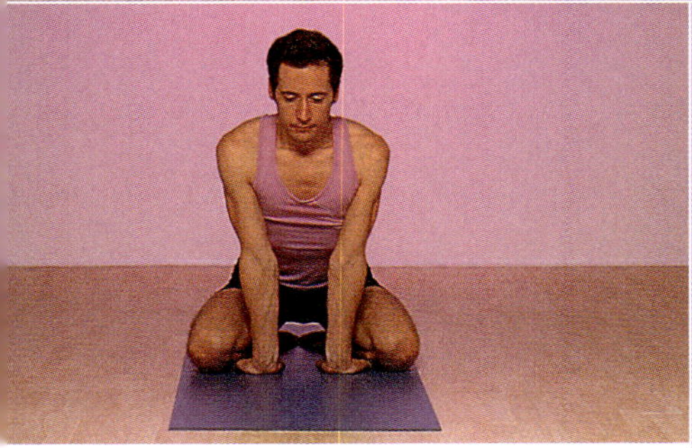

4 Mit dem Einatmen die Zunge zurückziehen, das Gesicht entspannen und den Mund schließen. Einige Atemzüge lang normal atmen. Dann zwei- bis dreimal wiederholen.

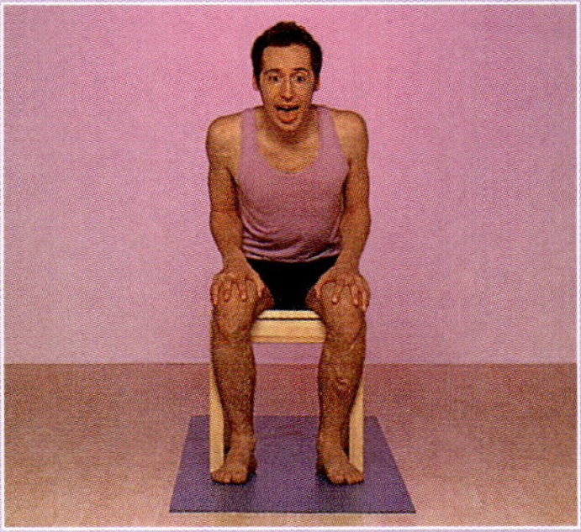

ALTERNATIVE

Bei Knieproblemen oder schmerzenden Handgelenken auf einem Stuhl sitzen, Hände auf den Schenkeln.

Katze

Die Katze wird langsam geübt, die Bewegungen beginnen im Steißbein. Sie wirkt auf den Rücken, löst Spannungen und kräftigt die Muskeln. Erst den Ablauf üben und ihn dann mit dem Atem verbinden.

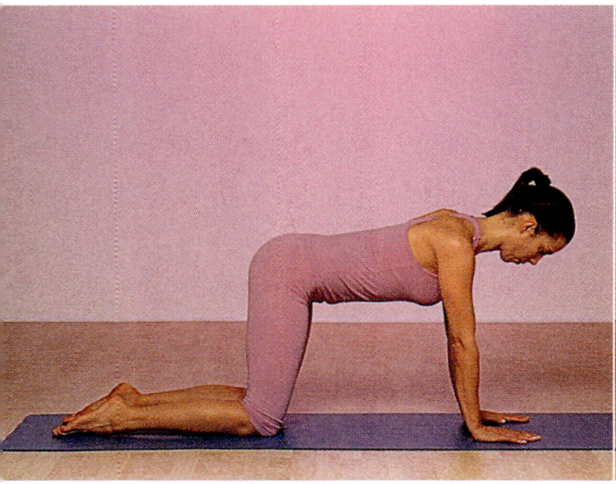

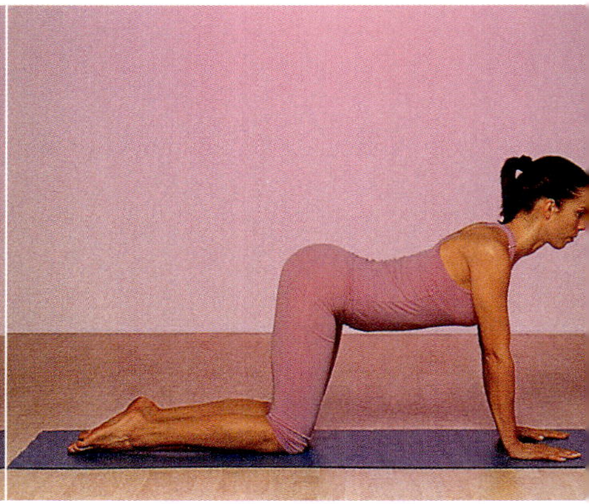

1 Kommen Sie auf alle viere, die Hände befinden sich unter den Schultern, die Knie unter der Hüfte. Die Hände auf den Boden drücken, damit die Schultern nicht hängen, und zu Boden blicken.

2 Beim Einatmen das Steißbein langsam so heben, dass sich der untere Rücken zum Boden senkt. Heben Sie das Steißbein weiter und spüren Sie, wie erst der mittlere, dann der obere Rücken absinkt. Blicken Sie etwa einen Meter vor sich auf den Boden.

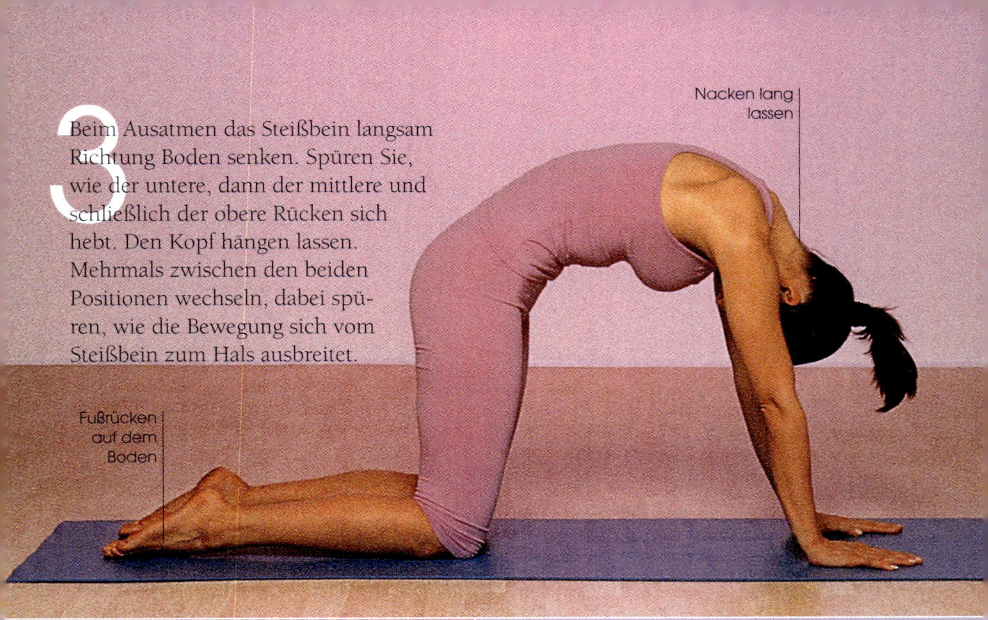

3 Beim Ausatmen das Steißbein langsam Richtung Boden senken. Spüren Sie, wie der untere, dann der mittlere und schließlich der obere Rücken sich hebt. Den Kopf hängen lassen. Mehrmals zwischen den beiden Positionen wechseln, dabei spüren, wie die Bewegung sich vom Steißbein zum Hals ausbreitet.

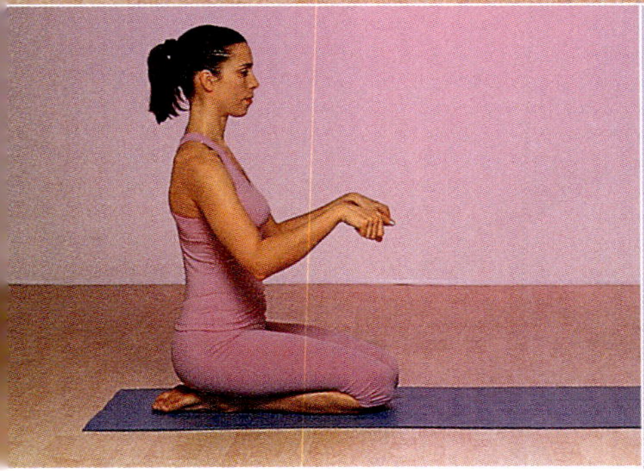

4 Mit einem Ausatmen auf die Fersen setzen. Die Arme leicht heben und die Hände zur Entspannung in den Handgelenken kreisen lassen, ein paarmal in jede Richtung.

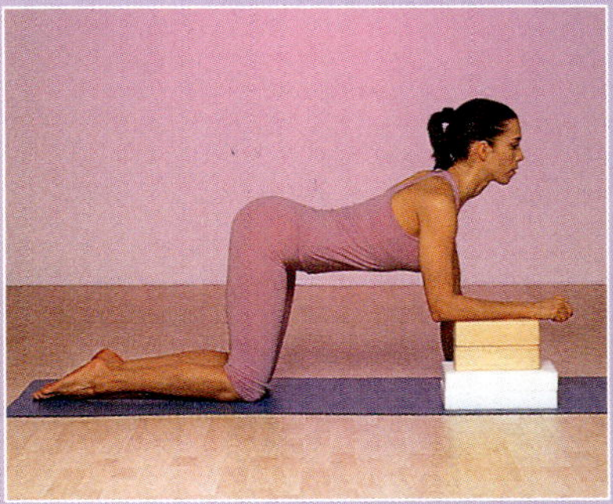

ALTERNATIVE

Wenn Sie Probleme mit den Handgelenken haben, stützen Sie den Körper ab, indem Sie einen oder beide Unterarme auf Schaumstoff- oder sonstige Blöcke legen.

Katzen-Balance

Diese Version der »Katze« ist ungewöhnlich, denn der Körper wird diagonal gedehnt. Sie fördert Gleichgewicht und Konzentration. Wirbelsäule und Becken sollten in neutraler Stellung bleiben.

1 Auf alle viere gehen, die Knie unter der Hüfte, Füße und Knie etwas auseinander. Finger spreizen. Nacken in einer Linie mit dem Rücken halten.

2 Beim Einatmen das linke Bein nach hinten strecken; dabei den Kopf unbewegt lassen. Ein paar Atemzüge lang halten, um das Gleichgewicht zu finden.

3 Mit einem Ausatmen den rechten Arm nach vorn ausstrecken. Den erhobenen Fuß und die erhobene Hand weit ausstrecken. Entspannt atmen. In die Ausgangsposition zurückkehren. Das rechte Bein und den linken Arm ausstrecken.

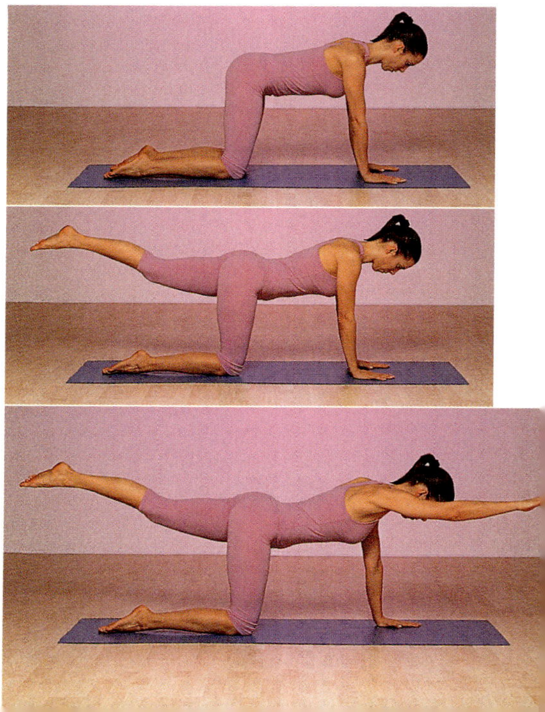

Hase

Der »Hase« dehnt Rücken, Hüfte, Knie und Knöchel. Bei dieser Stellung richtet man die Aufmerksamkeit nach innen und entwickelt so ein Gefühl tiefer Ruhe (als Alternative s. Seite 83, »Kind-Stellung«).

1 Gehen Sie in den Fersensitz und blicken Sie geradeaus. Das Brustbein aufrichten und die Schultern entspannen. Die Arme hängen lassen und die Wirbelsäule strecken. Einatmen.

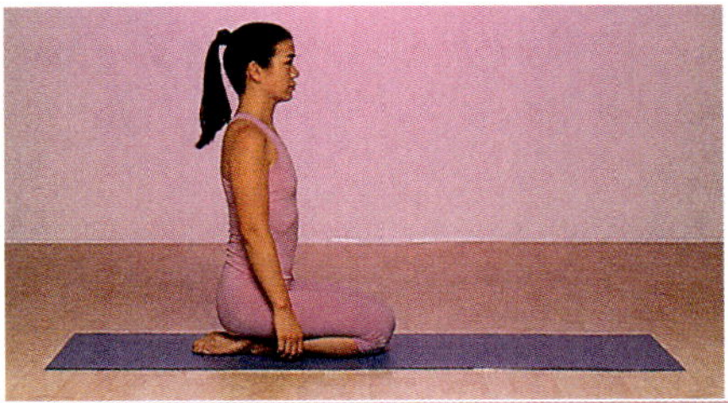

2 Beim Ausatmen in der Hüfte einknicken, die Arme auf dem Boden nach vorn strecken und die Stirn zwischen den Armen ablegen. Einige Atemzüge lang so liegen bleiben, dann mit den Händen zum Körper laufen und wieder in den Fersensitz gehen.

Falls die Knöchel schmerzen, schieben Sie ein zusammengerolltes Handtuch darunter.

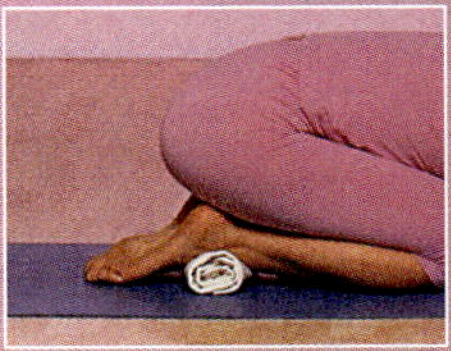

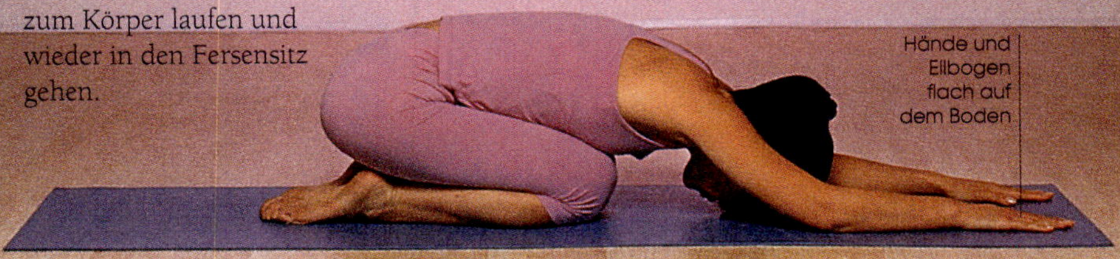

Kind

Diese Stellung ist sehr beruhigend. Sie dehnt sanft die Wirbelsäule und die Haltemuskulatur des Rückens und lenkt die Aufmerksamkeit nach innen. Sie eignet sich gut, um die Achtsamkeit für den Atem zu schulen.

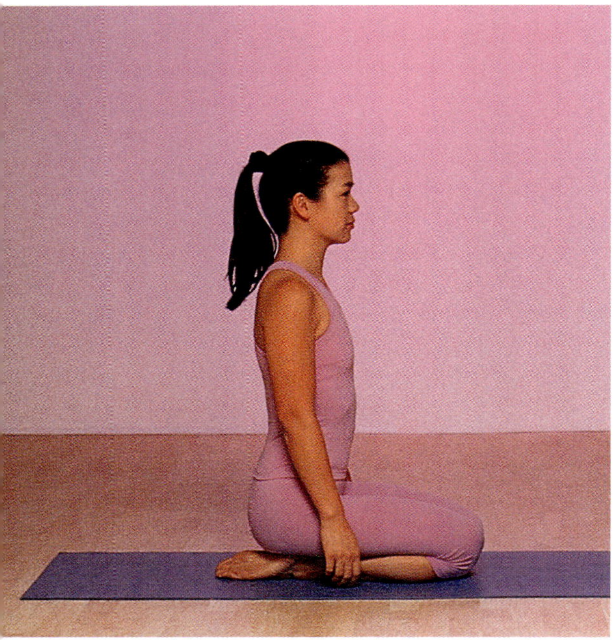

1 Im Fersensitz das Brustbein aufrichten und die Schultern entspannen. Die Arme seitlich herabhängen lassen. Die Wirbelsäule strecken und geradeaus blicken. Einatmen.

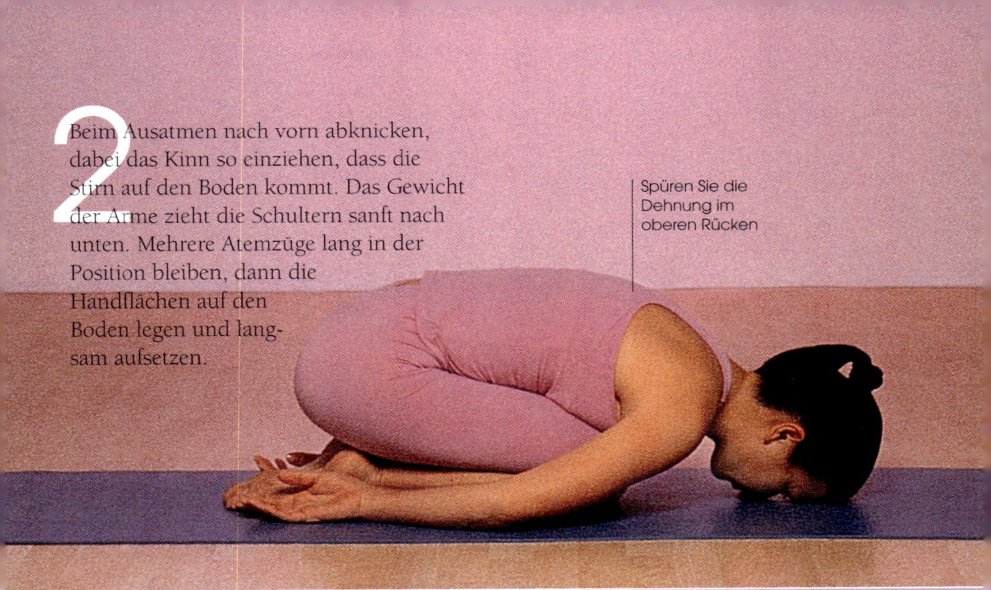

2 Beim Ausatmen nach vorn abknicken, dabei das Kinn so einziehen, dass die Stirn auf den Boden kommt. Das Gewicht der Arme zieht die Schultern sanft nach unten. Mehrere Atemzüge lang in der Position bleiben, dann die Handflächen auf den Boden legen und langsam aufsetzen.

Spüren Sie die Dehnung im oberen Rücken

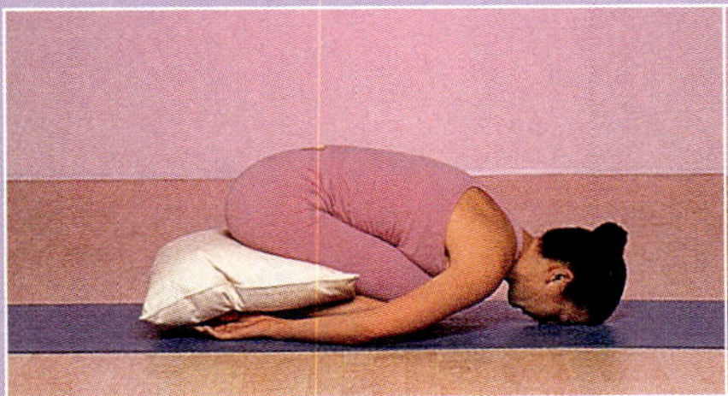

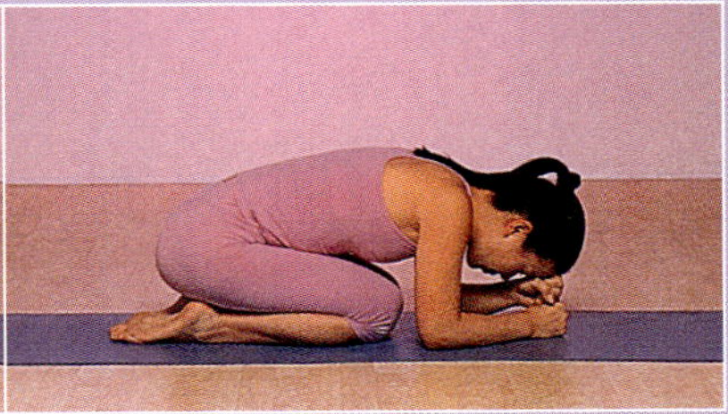

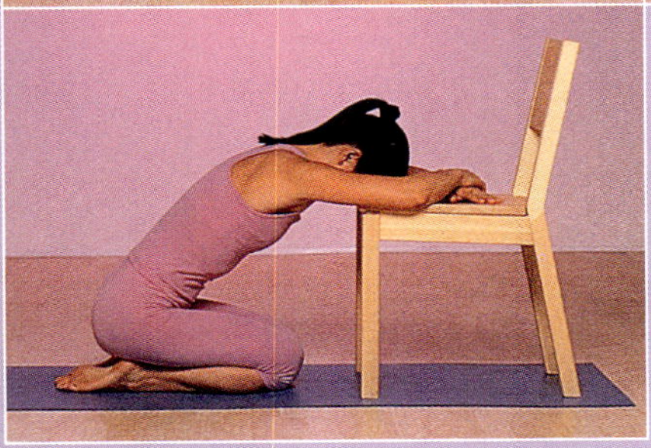

ALTERNATIVE

Falls Schmerzen in den Knien auftreten, schieben Sie ein Kissen zwischen Hüfte und Fersen. Wenn es Ihnen schwer fällt, den Kopf auf den Boden zu bringen, legen Sie ihn auf die aufeinander gelegten Fäuste. Bei Bluthochdruck, Netzhautablösung, Glaukom oder Rückenleiden den Kopf auf einen Stuhl legen.

Vorwärtsbeuge im Sitzen

Diese Position beruhigt. In der Yogatherapie wird sie häufig zum Stressabbau eingesetzt. Sie fördert die Geschmeidigkeit von Wirbelsäule und Beinsehnen und die innere Achtsamkeit.

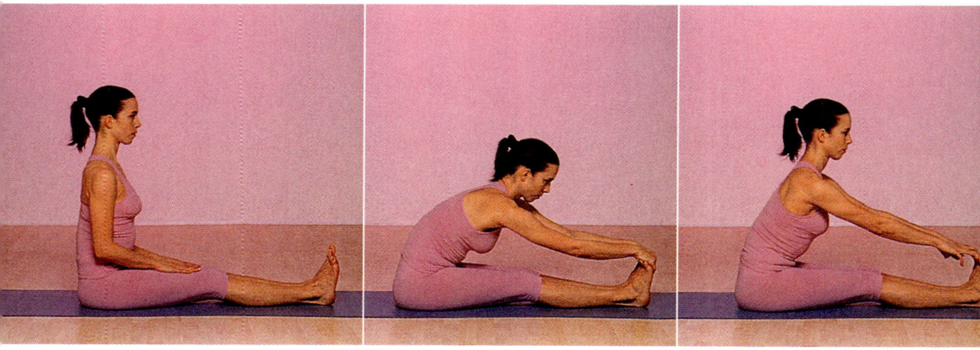

1 Legen Sie ein festes Kissen oder ein Polster neben sich und setzen Sie sich mit gestreckten Beinen gerade hin, die Hände ruhen auf den Oberschenkeln. Geradeaus schauen und ein paar Atemzüge lang zentrieren.

2 Beim Ausatmen das Brustbein heben und die Wirbelsäule strecken. Schultern entspannen. Aus der Hüfte nach vorne beugen und je nach Geschmeidigkeit an Zehen, Knöchel oder Schienbeine greifen.

3 Beim Einatmen das Brustbein aufrichten und die Wirbelsäule strecken, dabei die Zehen (oder Knöchel bzw. Schienbeine) festhalten. Beine und Arme gestreckt halten und geradeaus blicken.

4 Beim Ausatmen wieder nach vorn gehen, die Ellbogen beugen und den Nacken entspannen. Den Kopf auf die Knie legen, dabei den Rücken wölben. Die Beine gerade halten. Schritte 3 und 4 vier- bis sechsmal wiederholen.

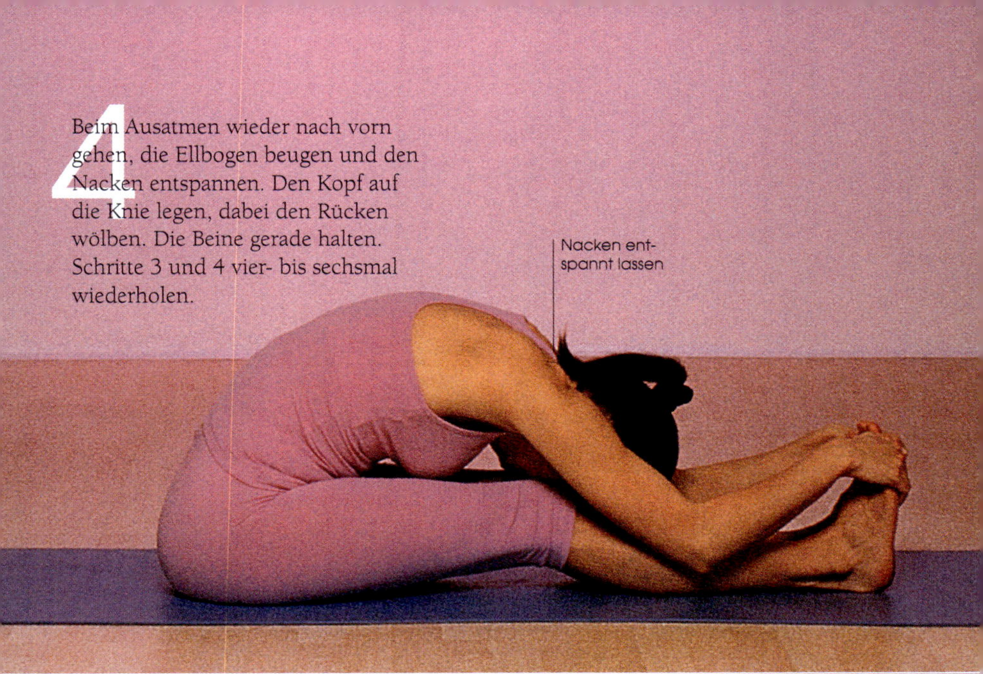

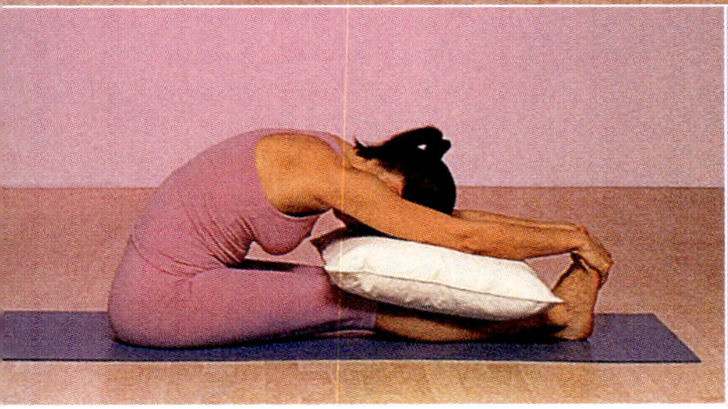

5 Das Kissen oder Polster oder eine gefaltete Decke auf die Unterschenkel legen. Entspannen Sie sich auf dieser Stütze. Halten Sie die Position vier bis sechs Atemzüge lang und achten Sie dabei auf das Fließen des Atems.

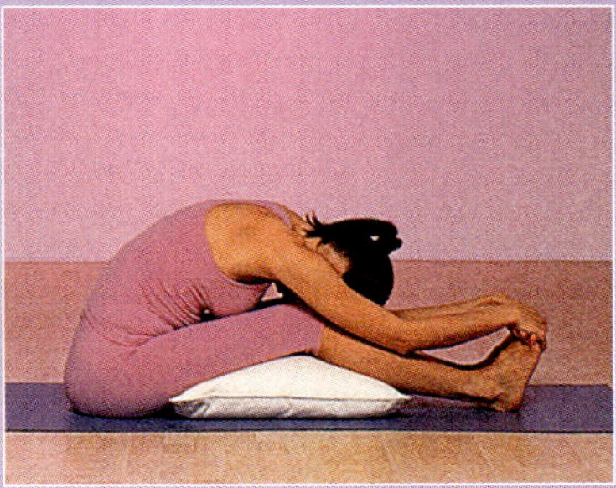

ALTERNATIVE

Bei Rückenleiden, Leistenbruch oder verkürzten Kniesehnen ein Kissen unter die Knie legen.

Schuster

Durch diese Bewegungen wird die Hüfte geöffnet und die Wirbelsäule nach oben gestreckt. Sie gehört zu den beruhigendsten Yogaübungen und eignet sich hervorragend, um Stress abzubauen.

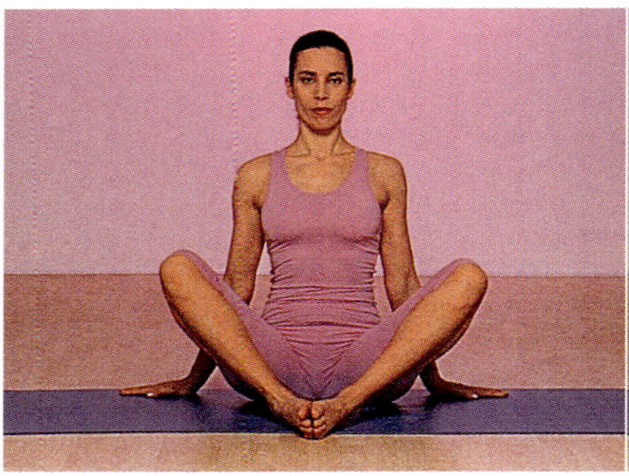

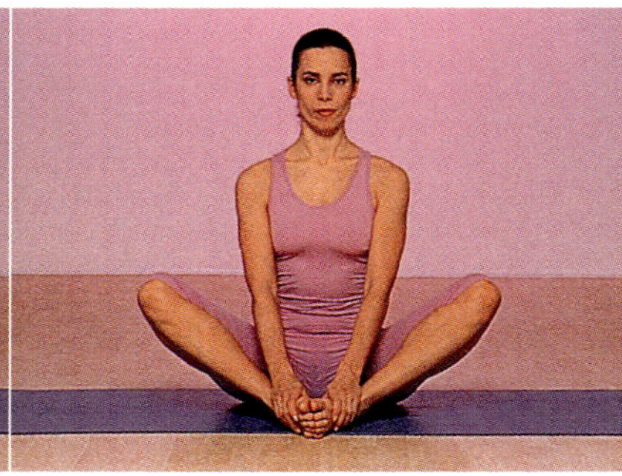

1 Im Sitzen die Beine nach vorn ausstrecken, die Hände seitlich auf den Boden legen und ein wenig zurücklehnen. Dann die Knie anziehen und die Fußsohlen auf dem Boden aneinander legen.

2 Mit den Händen die Füße umfassen. Beim Einatmen gerade aufrichten, das Brustbein heben und die Wirbelsäule nach oben strecken. Geradeaus blicken.

VORSICHT

- Bei Rundrücken setzen Sie sich auf einen Schaumstoffblock oder ein Kissen.
- Bei steifer Hüfte als Stütze unter jeden Schenkel ein Kissen legen.

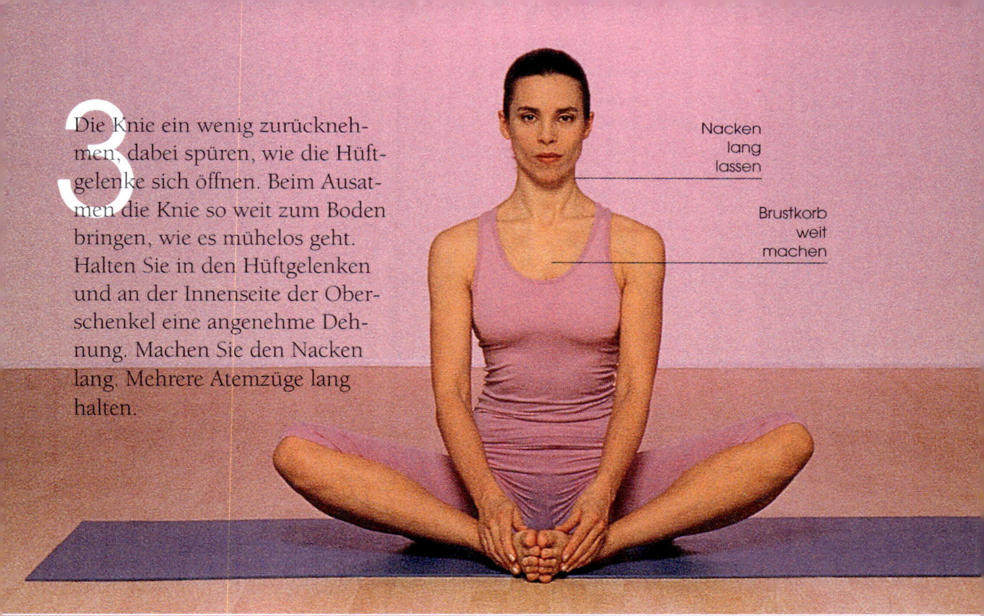

3 Die Knie ein wenig zurücknehmen, dabei spüren, wie die Hüftgelenke sich öffnen. Beim Ausatmen die Knie so weit zum Boden bringen, wie es mühelos geht. Halten Sie in den Hüftgelenken und an der Innenseite der Oberschenkel eine angenehme Dehnung. Machen Sie den Nacken lang. Mehrere Atemzüge lang halten.

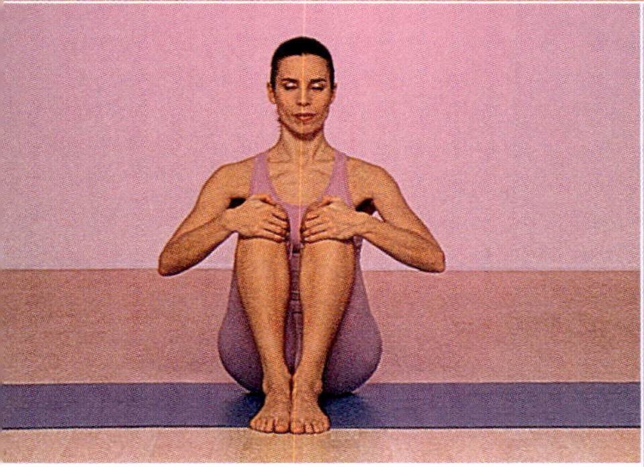

4 Die Füße loslassen und die Knie zusammenführen. Die Hände auf die Knie legen und die Beine mehrmals hin- und herrollen, um die Hüfte zu lockern.

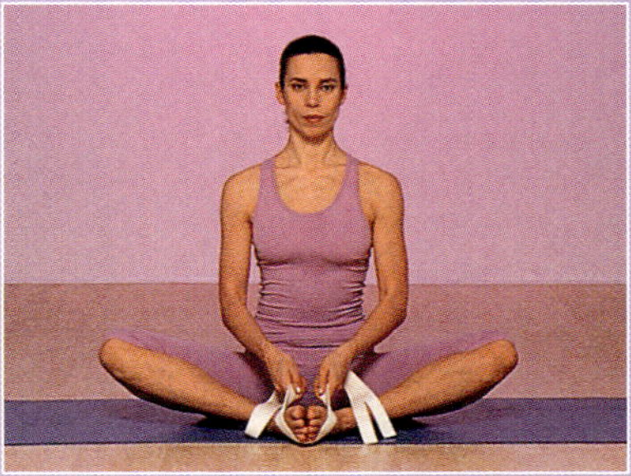

ALTERNATIVE

Wenn es Ihnen schwer fällt, gerade zu sitzen und die Füße zu halten, schlingen Sie einen Gurt um die Füße. Nah an den Füßen festhalten, sodass die Schultern sanft nach unten gezogen werden.

Dehnungssequenz im Fersensitz

Diese Übungsfolge ist beruhigend und hilft, die Energie ins Gleichgewicht zu bringen. Besonders wohltuend ist sie am Ende eines anstrengenden Tages: Sie erfrischt Geist und Körper.

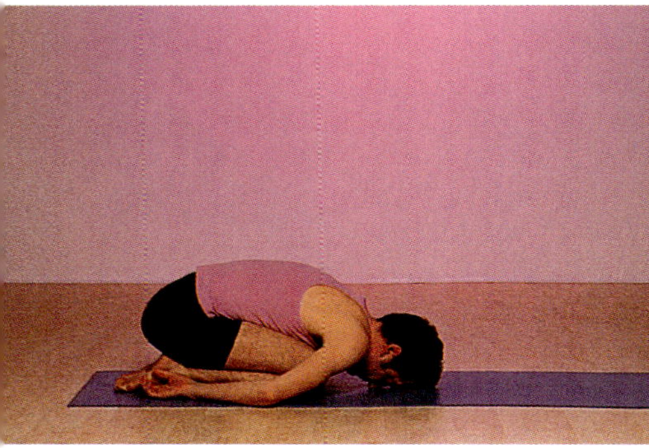

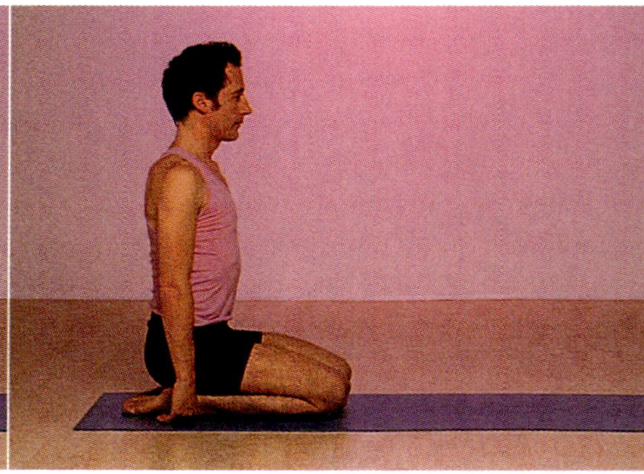

1 Gehen Sie in den Fersensitz, die Arme hängen an den Seiten. Beim Ausatmen nach vorn beugen in die »Kind«-Stellung (Seite 82), sodass der Oberkörper auf den Oberschenkeln liegt.

2 Einatmen und wieder zum Fersensitz aufrichten. Die Arme seitlich herabhängen lassen und geradeaus schauen. Ausatmen.

VORSICHT

- Lernen Sie die Übungsfolge in Ruhe und passen Sie sie der Atmung an.
- Üben Sie mit Ihrer natürlichen Atemkapazität und entwickeln Sie allmählich eine langsame, rhythmische Atmung.

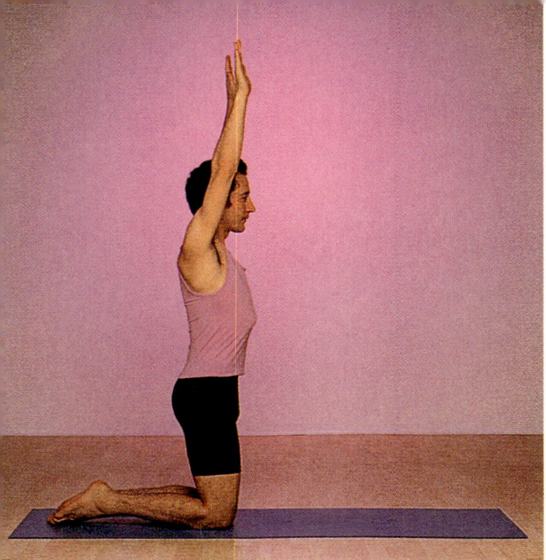

3

Beim Einatmen auf die Knie kommen und die Arme heben. Die Ellbogen dabei entspannt lassen, die Handflächen zeigen nach vorn, die Schultern sind locker. Geradeaus blicken.

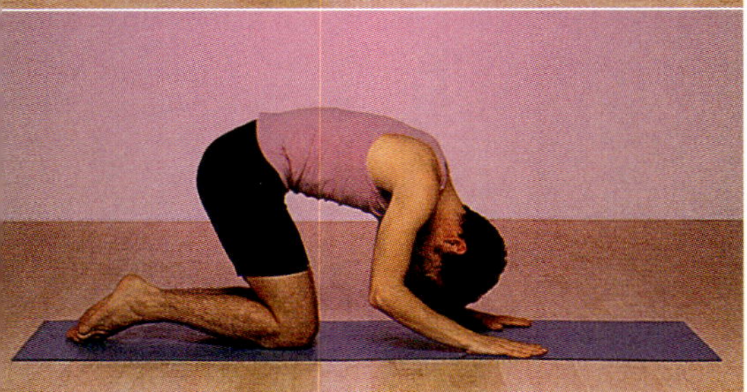

4

Beim Ausatmen das Steißbein einziehen und die Hüfte ein wenig in Richtung Fersen senken. Legen Sie die Hände leicht vor sich auf den Boden und lassen Sie den Kopf hängen zum Vorwärtsbeugen im Knien.

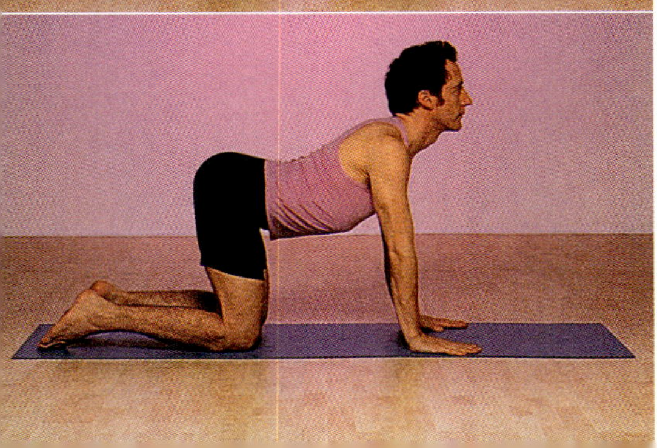

5

Beim Einatmen Kopf und Brustkorb heben, sodass Sie auf allen vieren stehen. Das Brustbein nach vorn strecken und das Steißbein heben. Der Rücken senkt sich dabei wie im ersten Teil der »Katze« (Seite 78). ▶

6

Beim Ausatmen die Fußballen aufstellen (die Fersen berühren den Boden nicht) und in die »Hund«-Stellung gehen (Seite 52), die Knie gebeugt lassen. Den Nacken lang machen und einatmen.

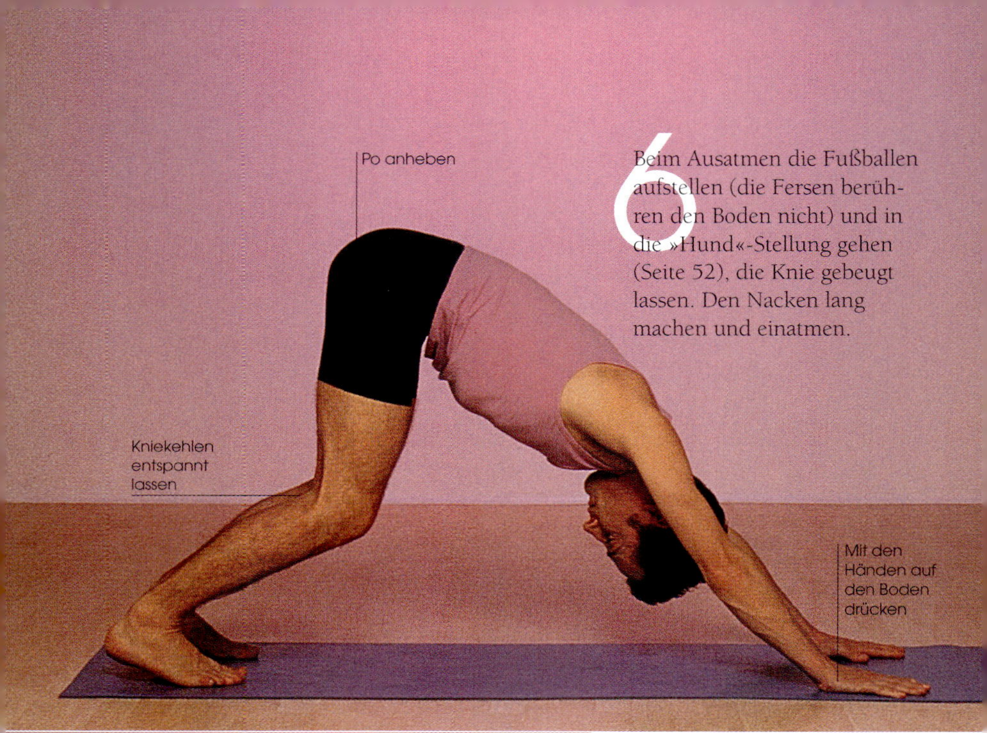
Po anheben
Kniekehlen entspannt lassen
Mit den Händen auf den Boden drücken

7

Beim Ausatmen wieder auf alle viere gehen, die Knie sind unter der Hüfte. Auf den Boden blicken. Einatmen.

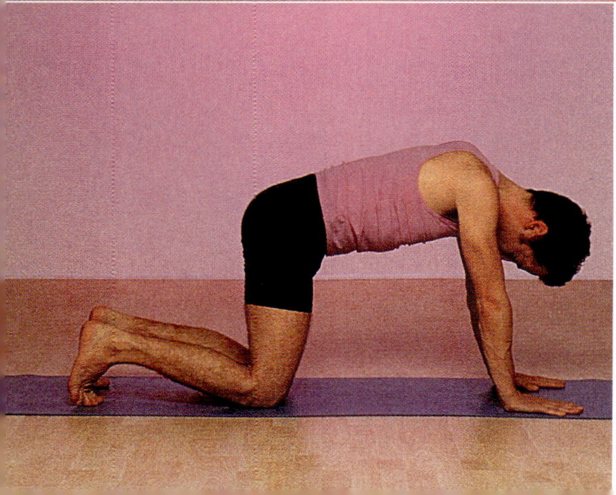

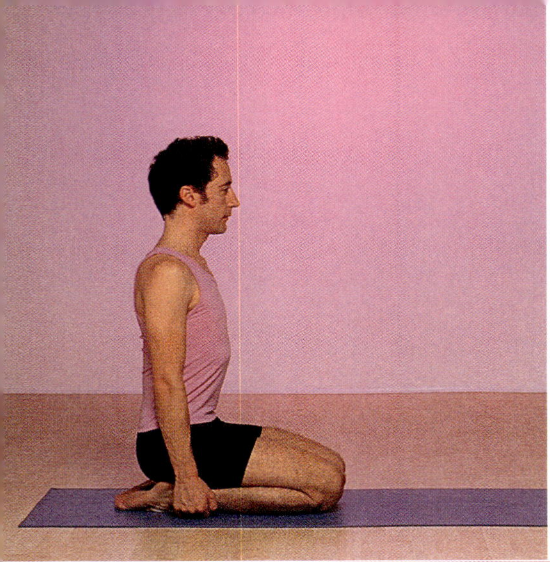

8 Mit dem Ausatmen wieder in den Fersensitz gehen. Die Arme an den Seiten herabhängen lassen. Geradeaus blicken und einatmen.

9 Beim Ausatmen in der Hüfte abknicken und die Stirn auf den Boden legen. Die Hände nach vorn gleiten lassen in die »Hase«-Position (Seite 81). In dieser Stellung einige Atemzüge lang ausruhen, dann mit den Händen hochschieben. Die Übungsfolge noch zweimal wiederholen.

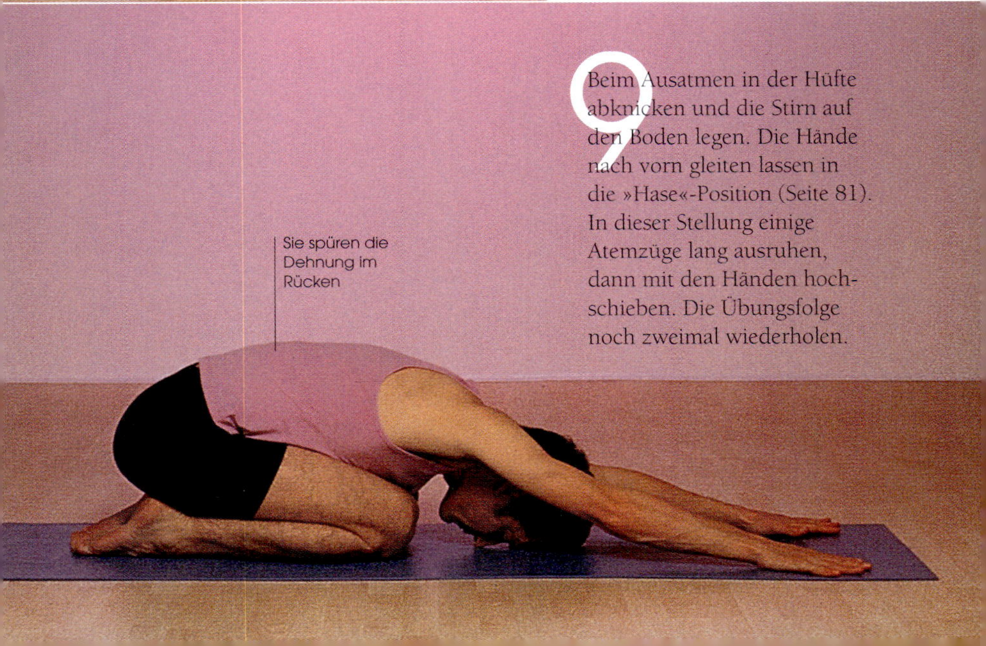

Sie spüren die Dehnung im Rücken

Drehung
im Sitzen

Die Drehung im Sitzen hilft, die Beweglichkeit im Rücken zu erhalten, und löst Verspannungen. Außerdem eignet sie sich sehr gut für den Stressabbau: Sie fördert den intensiven Kontakt zur Atmung.

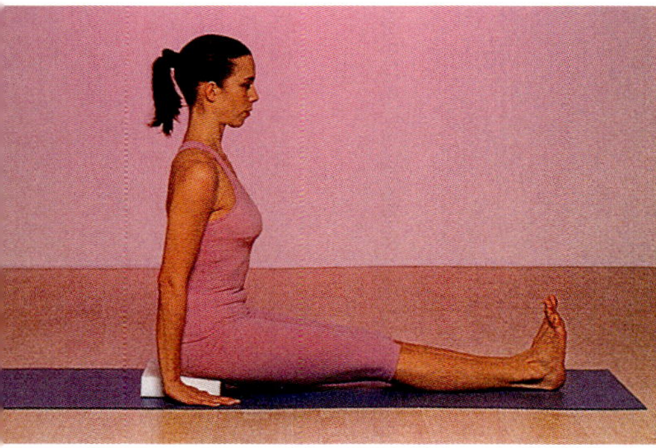

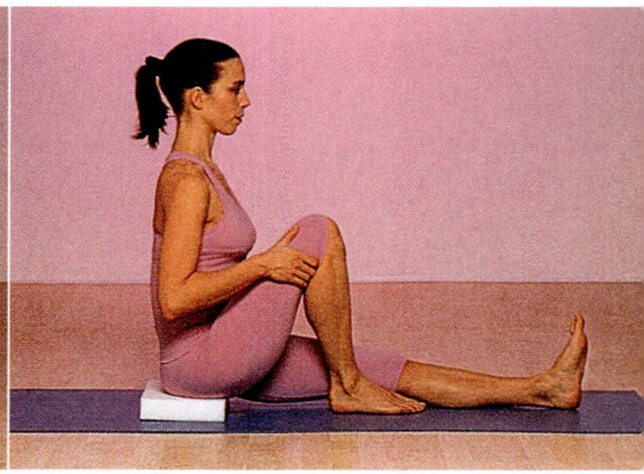

1 Setzen Sie sich auf einen Schaumstoffblock oder ein kleines Kissen. Die Beine ausstrecken, das Brustbein heben und die Wirbelsäule nach oben dehnen. Die Schultern entspannen und geradeaus blicken.

2 Die Hände unter das rechte Knie legen und das Knie hochziehen. Den linken Fuß kreisen lassen und die Ferse wegstrecken, dabei weiter geradeaus blicken.

VORSICHT

Nur so weit drehen, wie es angenehm ist. Es ist wichtig, den Kopf als Letztes zu drehen und jede Anspannung im Nacken zu vermeiden.

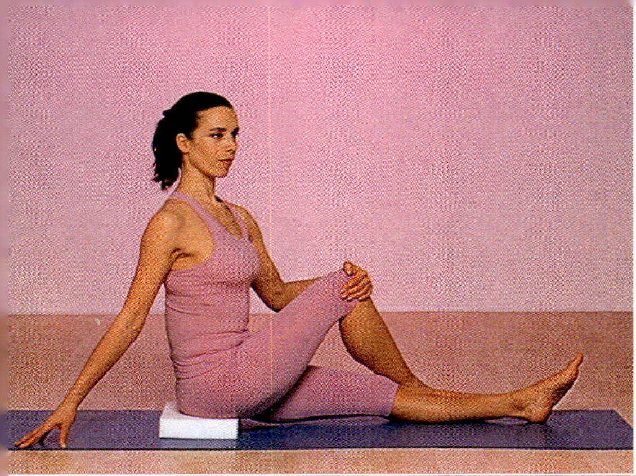

3

Den rechten Fuß über das linke Bein heben und neben die Wade setzen. Die Hände um das angewinkelte Knie legen. Die Wirbelsäule lang machen. Die rechte Hand hinter sich bringen und die Finger auf dem Fußboden aufstützen. Einatmen, den Oberkörper dehnen.

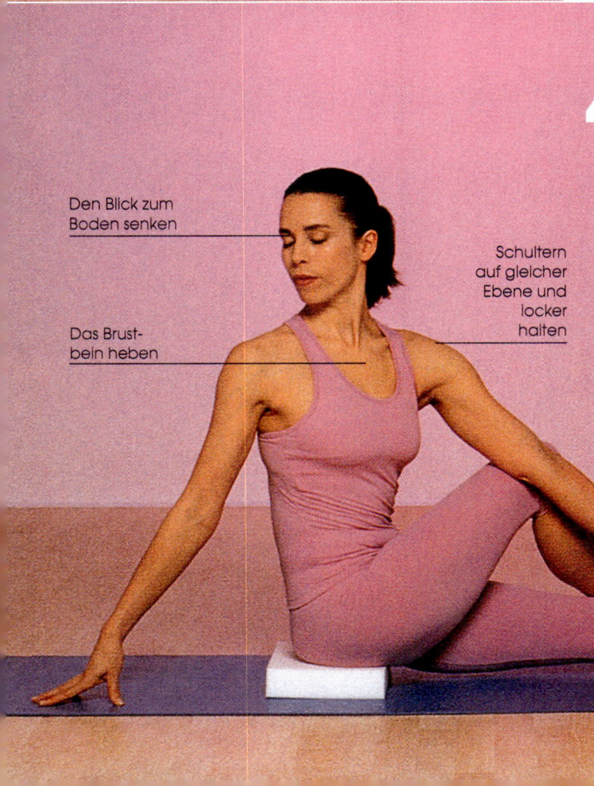
Den Blick zum Boden senken
Das Brustbein heben
Schultern auf gleicher Ebene und locker halten

4

Beim Ausatmen Bauch, Taille, Brustkorb, Schultern und zum Schluss den Kopf so weit nach rechts drehen, wie es bequem geht; dabei den linken Arm strecken und mit gestreckten Fingern außen an das gebeugte Knie legen. Vier bis sechs Atemzüge lang in der Stellung bleiben, dann behutsam zurückdrehen, in die Ausgangsposition gehen und zur anderen Seite wiederholen.

Drehung
mit Stuhl

Nach vielen Stunden am Schreibtisch kann es zu Verspannungen in Nacken, Schultern und unterem Rücken kommen. Diese Übung, die Sie auch im Büro durchführen können, entspannt die Muskeln.

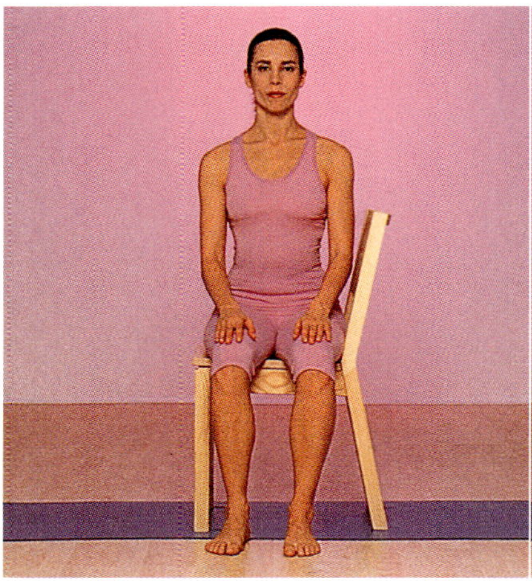

1 Seitwärts auf einem Stuhl sitzen, die Füße stehen auf dem Boden. Falls der Stuhl zu hoch ist, legen Sie ein Buch unter Ihre Füße. Hände auf die Schenkel legen und geradeaus blicken.

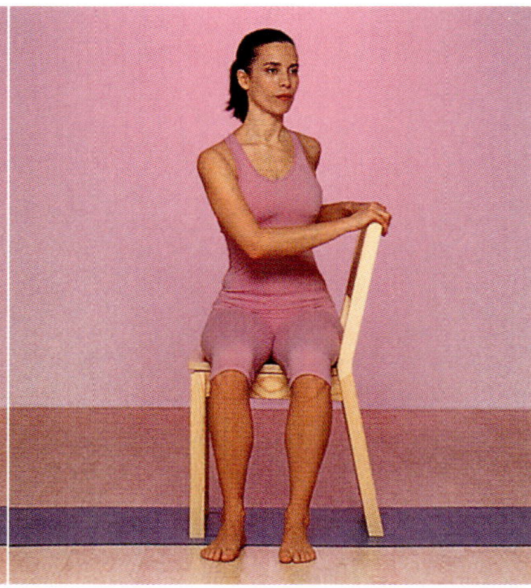

2 Das Brustbein heben und mit beiden Händen die Stuhllehne fassen. Schultern entspannen und leicht nach unten schauen. Beim Ausatmen beginnen, den Oberkörper zur Stuhllehne zu drehen, mit dem Oberbauch anfangen.

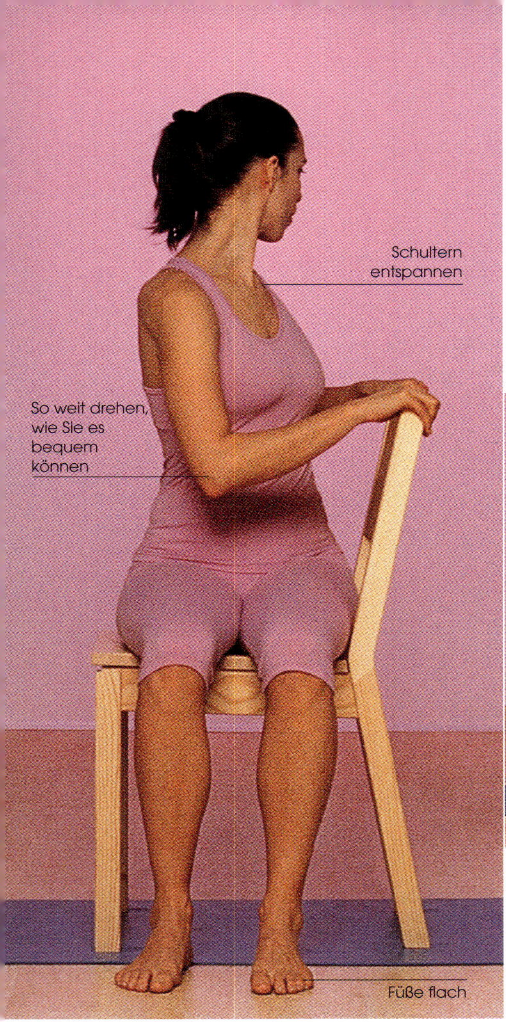

3 Weiter ausatmen und Taille, Brustkorb und Schultern drehen, die Schultern entspannt lassen. Zum Schluss den Kopf so weit wenden, wie es bequem geht. Das Gesicht entspannen. Konzentrieren Sie sich auf Ihren Atem.

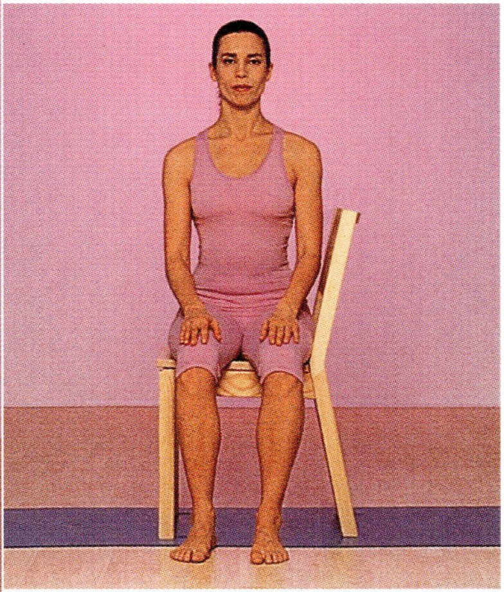

4 Mit einem Ausatmen langsam in die Ausgangsposition zurückkehren. Setzen Sie sich andersherum auf den Stuhl und führen Sie die Übung zur anderen Seite durch.

VORSICHT

Drehen Sie den Oberkörper nur so weit, wie es Ihnen bequem möglich ist: Sie sollten sich dabei nicht überanstrengen.

Atemübungen
und Mudras

Atemübungen schulen das Bewusstsein für den Atem und sind besonders hilfreich, um den Geist für die Meditation zur Ruhe zu bringen. Mudras sind traditionelle Handstellungen, die das Zentrieren unterstützen.

Die Atemübungen, die auf diesen Seiten vorgestellt werden, schärfen die Achtsamkeit für den Atem und fördern Gelassenheit und geistige Klarheit. In der Regel werden vorher einige Yogastellungen oder einfache Dehnungen gemacht.

Die Bewegungen helfen, Verspannungen zu lösen, sodass es Ihnen leichter fällt, während der Atemübungen locker zu bleiben. Um die Wirkung zu verstärken, können Sie ein Mudra verwenden.

Hörbarer Atem

Diese einfache, aber wirksame Atemübung eignet sich gut als Einstieg. Sie fördert eine gleichmäßige Atmung, beruhigt und zentriert den Geist und ist sehr nützlich zum Stressabbau. Während einer Yogaposition unterstützt sie die Konzentration.

Beginnen Sie mit der unten beschriebenen Vorübung. Wenn Sie sich dabei wohl fühlen, versuchen Sie, den gleichen Laut beim Atmen mit

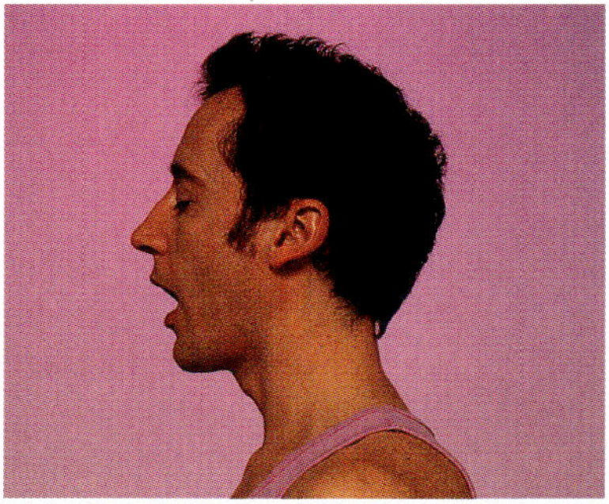

Atmen Sie durch den Mund. Den Rachen leicht schließen und beim Einatmen ein seufzendes »Ahhhh«, beim Ausatmen ein seufzendes »Haaa« ertönen lassen.

geschlossenem Mund zu erzeugen. Hilfreich ist, wenn Sie sich vorstellen, Sie würden durch ein Loch vorn in der Kehle atmen. Atmen Sie ruhig und gleichmäßig und bleiben Sie mit Ihrer Aufmerksamkeit beim Atem. Der Ton kann ruhig so leise sein, dass nur Sie ihn hören.

Mudras

Im Yoga werden viele Mudras verwendet. Das Mudra zum Zentrieren, das rechts gezeigt wird, hilft, bei Stress zur Ruhe zu kommen. So wird es möglich, den Stress-Teufelskreis zu durchbrechen und in Minutenschnelle viel gelassener zu werden. Das Üben dieses Mudras soll auch die Verbindung symbolisieren zwischen individuellem und universellem Bewusstsein – das Wissen, dass wir alle miteinander verbunden sind und immer unterstützt werden.

Das Mudra zum Zentrieren leistet in jeder Situation gute Dienste. Sie können es bei der Arbeit, beim geselligen Beisammensein und in Stresszeiten unauffällig einsetzen – in beliebiger Handhaltung, Sie brauchen die Hände nicht aufzustützen.

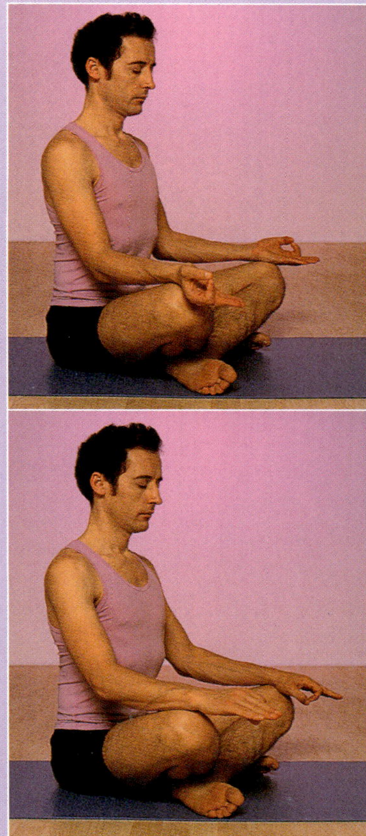

MUDRA ZUM ZENTRIEREN

Legen Sie die Zeigefinger- und Daumenspitzen leicht zusammen. Die Hände ruhen auf den Oberschenkeln oder auf den Knien. Tagsüber sollen die Handflächen nach oben zeigen, bei Dunkelheit nach unten.

Wechselseitige Nasenlochatmung

Diese Wechselatmung wirkt ausgleichend auf Geist, Körper und Gefühle. Lassen Sie beim Üben alle Spannungen im Körper los. Linkshänder passen die Anweisungen unten entsprechend an.

Wiederholen Sie die Übung mehrmals. Wenn sie Ihnen vertraut ist, verlängern Sie nach und nach die Ausatmung, bis sie doppelt so lang ist wie die Einatmung.

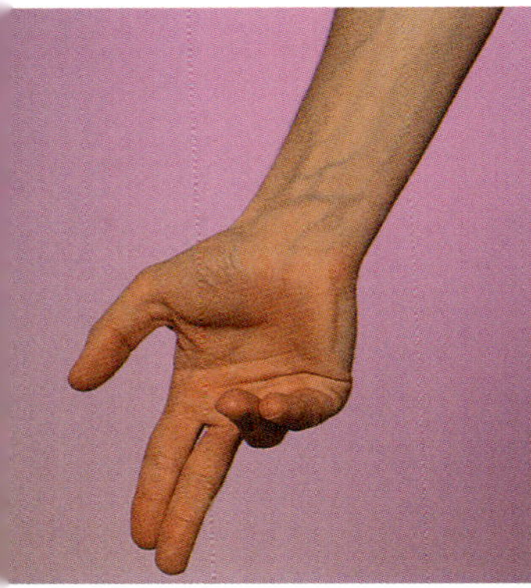

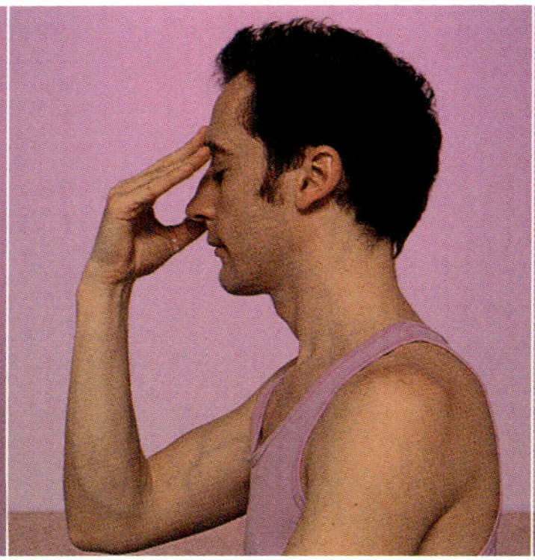

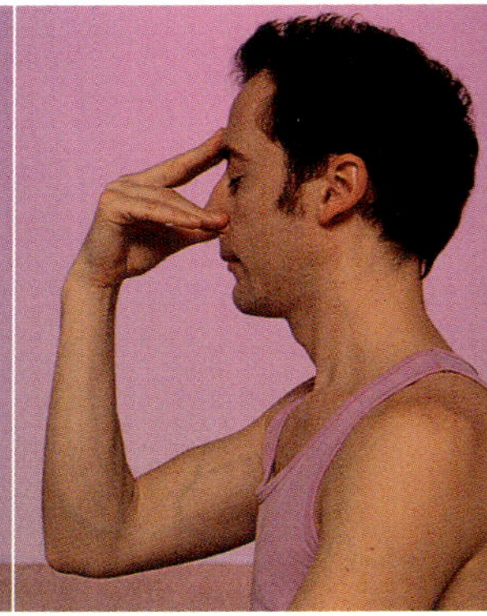

1 Mit gekreuzten Beinen auf dem Boden sitzen, das Brustbein anheben und die Schultern entspannen. Kleinen Finger und Ringfinger der rechten Hand zusammenlegen und leicht anwinkeln. Zeige- und Mittelfinger ausstrecken und an die Mitte der Stirn legen.

2 Verbinden Sie sich mit Ihrer natürlichen Atmung. Das rechte Nasenloch mit dem Daumen schließen und durch das linke Nasenloch einatmen.

3 Das linke Nasenloch mit Ringfinger und kleinem Finger schließen, das rechte öffnen. Durch das rechte Nasenloch ausatmen, dann wieder einatmen. Das rechte Nasenloch schließen, das linke öffnen und ausatmen. Das ist eine Atemrunde.

Atmen auf Ton

Bei dieser Übung werden die Klangschwingungen genutzt, um Körper und Geist zu entspannen und den Atem zu beruhigen. Wenn Sie mit der Übung vertraut sind, können Sie sie auch ohne Ton machen: Atmen Sie geräuschlos ein und stellen Sie sich während des Ausatmens einfach die Laute »Ahhh«, »Ohhh« oder »Mmmm« vor.

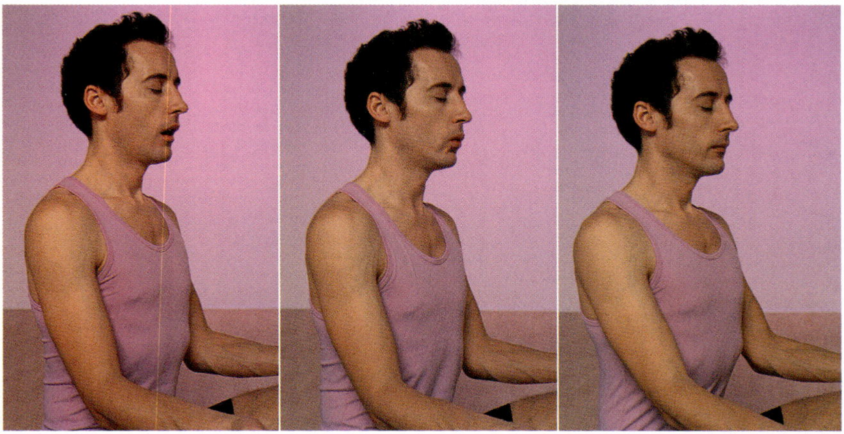

1 Mit gekreuzten Beinen hinsetzen. Die Augen schließen. Brustbein heben, Schultern entspannen. Einatmen und auf »Ahhh« wieder ausatmen. Spüren Sie die Schwingungen im Bauch. Noch zweimal wiederholen.

2 Einatmen und während des Ausatmens ein »Ohhh« ertönen lassen. Spüren Sie die Schwingungen im Brustkorb. Auch diese Übung zweimal wiederholen.

3 Beim nächsten Mal atmen Sie auf »Mmmm« aus. Spüren Sie dabei die Schwingungen in der Kehle und im Kopf. Zweimal wiederholen. Achten Sie auf die Stille im Innern. Dann öffnen Sie die Augen.

Meditation

Die Meditation lässt die Gedanken zur Ruhe kommen und schenkt ein anhaltendes Gefühl von Frieden und Harmonie. Sie hilft, den Verstand tagsüber klar zu halten, und nachts fördert sie den Schlaf.

Sitzen Sie aufrecht, entweder mit gekreuzten Beinen auf dem Boden (evtl. mit Schaumstoffblock, Kissen oder Decke) oder auf einem Stuhl. Führen Sie jeweils Zeigefinger und Daumen zusammen und legen Sie die Hände auf die Knie oder die Oberschenkel. Das Mudra erleichtert das Zentrieren und verbindet mit dem universellen Bewusstsein (Seite 97).

TIPPS

- Wählen Sie eine Haltung, in der Sie sich wohl fühlen, z. B. mit gekreuzten Beinen, im Fersensitz oder auf einem Stuhl.
- Achten Sie auf eine angenehme Raumtemperatur. Nach Bewegungsübungen brauchen Sie vielleicht etwas Wärmeres zum Anziehen.

Lassen Sie alle Spannungen los: in Gesicht, Nacken, Schultern, Oberkörper, Hüfte, Beinen und Füßen. Schließen Sie die Augen und lassen Sie den Atem einen regelmäßigen Rhythmus finden. Versuchen Sie nicht, Geräusche oder andere Wahrnehmungen auszuschalten. Wenden Sie einfach Ihre Aufmerksamkeit ab und konzentrieren Sie sich auf den Atem. Spüren Sie die kühle Luft, die beim Einatmen durch die Nasenlöcher streicht, und die warme Luft beim Ausatmen.

Anfangs tauchen unweigerlich Gedanken auf, und Empfindungen lenken ab. Sie können die Leere des Geistes nicht erzwingen; aber reagieren Sie nicht auf diese Störungen.

Beobachten Sie, wie die Gedanken kommen, und lassen Sie sie wieder gehen. Konzentrieren Sie sich weiter auf den Atem. Lassen Sie sich nicht von Gedankengängen forttragen.

Visualisierung

Konzentrieren Sie sich auf Ihren natürlichen Atemfluss. Stellen Sie sich beim Einatmen vor, wie der Atem durch den tiefsten Punkt der Wirbelsäule in den Körper und bis in die Lunge strömt. Beim Ausatmen visualisieren Sie, wie der Atem den Körper auf umgekehrtem Weg verlässt.

Stellen Sie sich den Atem wie feinen Nebel oder weißes Licht vor. Konzentrieren Sie sich einfach auf das Gefühl der Bewegung, wenn der Atem an der Wirbelsäule entlang aufwärts oder abwärts fließt. Denken Sie mit dem Einatmen »hoch« und mit dem Ausatmen »unten«.

Üben Sie ohne Anstrengung. Wenn Sie feststellen, dass Ihre Gedanken abgeschweift sind, bringen Sie sie sanft zurück, indem Sie wieder den Atemfluss die Wirbelsäule hinauf- und hinunterverfolgen. Nach zwei bis drei Minuten werden Sie bemerken, dass Sie Energie getankt haben und ruhiger sind als vorher.

Üben Sie diese Visualisierungsmeditation bis zu zehn Minuten, dann öffnen Sie die Augen. Wenn Sie einmal damit vertraut sind, können Sie die Übung in jeder Situation und jeder Körperhaltung und selbst mit offenen Augen durchführen.

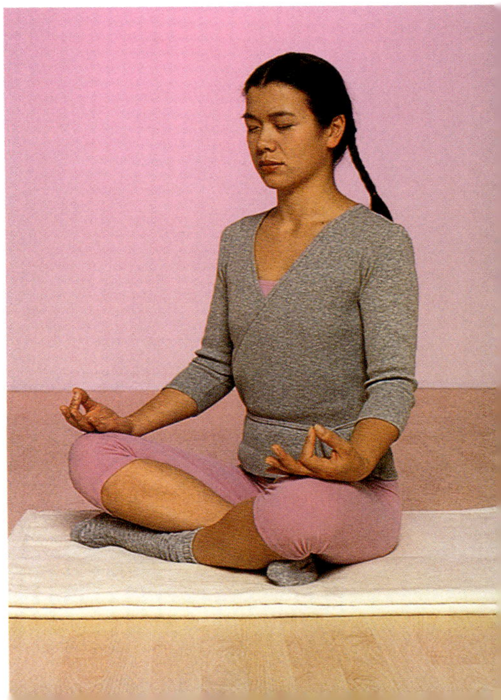

Entspannung

Stress wirkt sich auf Geist und Körper aus. Einem viel beschäftigten Verstand fällt es schwer, zur Ruhe zu kommen. Wenn wir den Körper entspannen, werden auch die Gedanken weniger und stiller.

Sich zu entspannen ist eine Fähigkeit, die durch regelmäßiges Üben verbessert wird: Körper und Geist lernen, Spannungen loszulassen.

Auf den nächsten vier Seiten finden Sie zwei Entspannungsübungen. Die Sofort-Entspannung können Sie jederzeit und überall im Sitzen oder im Stehen anwenden. Für die 10-Minuten-Entspannung brauchen Sie ein stilles Plätzchen, wo Sie sich für mindestens zehn Minuten ungestört hinlegen können; sie führt zu einer tiefen Entspannung und ist ideal, wenn Sie viel Zeit haben.

Nutzen der Entspannung

Wenden Sie die Technik der Sofort-Entspannung an, wenn Sie spüren, dass sich Stress aufbaut. Wenn Sie diese einfache, unauffällige Übung einmal gelernt haben, ist sie in bestimmten Situationen, z. B. kurz vor einer Konferenz, einem Bewerbungsgespräch oder einer Präsentation, sehr nützlich.

Zehn Minuten tief entspannt zu liegen ermöglicht Ihnen, die Batterien aufzuladen und Druckgefühle loszuwerden. Viele Menschen empfinden es als besonders wohltuend, wenn sie die Tiefenentspannung am Ende ihrer Yogaübungen durchführen und damit deren regenerierende Wirkungen verstärken. Sorgen Sie dafür, dass Sie nicht gestört werden. Lockern Sie enge Kleidung und ziehen Sie einen Pullover an oder decken Sie sich zu: Der Körper verliert Wärme, wenn sich die Blutgefäße in der Haut entspannen.

Sofort-Entspannung

Sich jederzeit und in jeder Situation entspannen zu können ist unbezahlbar. Mithilfe dieser einfachen Technik lernen Sie, gelassen und beherrscht zu bleiben, ganz gleich, was um Sie herum los ist. Wiederholen Sie die Übung, sobald Sie spüren, dass sich wieder Spannung aufbaut.

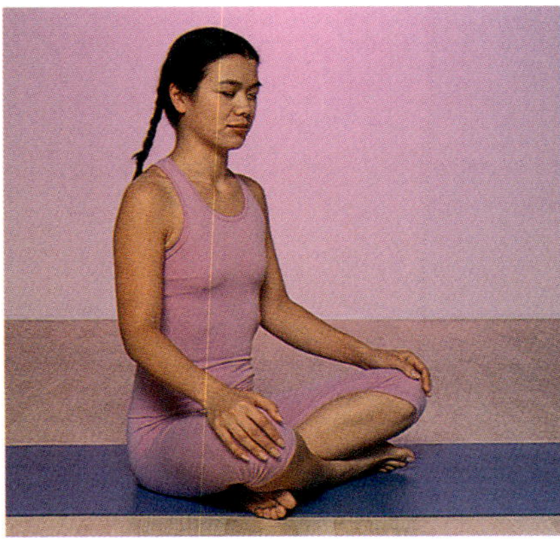

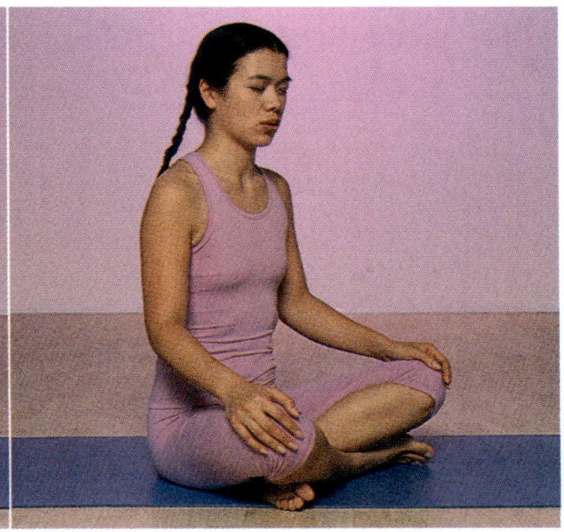

1 Sie sitzen mit gekreuzten Beinen auf dem Boden, die Hände auf den Knien. Schließen Sie die Augen. Lenken Sie die Aufmerksamkeit nach innen und achten Sie auf den natürlichen Atemfluss. Durch die Nase einatmen, dabei die Aufmerksamkeit auf den Unterkiefer richten.

2 Atmen Sie in einem gleichmäßigen Strom durch die leicht gekräuselten Lippen aus und »blasen« Sie mit dem Atem auch die Spannung im Unterkiefer fort. Beim nächsten Einatmen achten Sie auf die Schultern, und mit dem Ausatmen blasen Sie die Spannungen dort fort. Dann konzentrieren Sie sich beim Einatmen auf die Hände, beim Ausatmen lassen Sie sie passiv werden. Wiederholen Sie diese Übung mehrmals.

10-Minuten-Entspannung

Legen Sie sich mit ausgestreckten Beinen auf den Rücken, die Füße weiter als hüftbreit voneinander entfernt, lassen Sie die Füße nach außen kippen (bei Beschwerden im unteren Rücken die Knie anziehen). Die Schultern liegen entspannt auf dem Boden, die Arme leicht abgespreizt, Ellenbeugen und Handflächen zeigen nach oben. Strecken Sie den Nacken, indem Sie das Kinn leicht anziehen, schließen Sie die Augen und lassen Sie den Körper zur Ruhe kommen.

Den Körper abtasten

Wandern Sie mit Ihrer Aufmerksamkeit an der rechten Körperseite entlang. Spüren Sie Daumen, Finger, Handfläche, Handrücken, Handgelenk, Unterarm, Ellbogen, Oberarm, Schulter, Achselhöhle, Brustkorb, Taille, Hüfte, Oberschenkel, Kniescheibe, Kniekehle, Schienbein, Wade, Knöchel, Ferse, Fußsohle, Fußrücken und Zehen.

Gehen Sie nun mit der Aufmerksamkeit zur linken Körperseite. Spüren Sie in Daumen, Finger, Handfläche, Handrücken und Handgelenk hinein, und spüren Sie weiter Unterarm, Ellbogen, Oberarm, Schulter, Achselhöhle, Brustkorb, Taille, Hüfte und schließlich Oberschenkel, Kniescheibe, Kniekehle, Schienbein, Wadenmuskel, Knöchel, Ferse, Fußsohle, Fußrücken und Zehen.

Wenden Sie Ihre Aufmerksamkeit nun der Rückseite Ihres Körpers zu. Spüren Sie Hinterkopf, Nacken, hintere Schulterpartie, linkes Schulterblatt, rechtes Schulterblatt, mittleren Rücken, unteren Rücken, linke Pobacke, rechte Pobacke, linken Oberschenkel, rechten Oberschenkel, linke Wade, rechte Wade, linke Ferse, rechte Ferse, linke Fußsohle und rechte Fußsohle.

Nun gehen Sie mit der Aufmerksamkeit zum Kopf, dann weiter zur Körpervorderseite. Spüren Sie Stirn, Augenbrauen und die Stelle dazwischen, linkes Augenlid, rechtes Augenlid, linken Augapfel, rechten Augapfel. Spüren Sie dann Nasenrücken, linken Nasenflügel, rechten Nasenflügel, linken Wangenknochen, rechten Wangenknochen, Oberlippe, innen im Mund: Zähne, Zahnfleisch, Zunge, dann Unterlippe, Kinn, untere Kinnpartie, Kehle, Hals, Schlüsselbeine, Brustkorb links, rechts und vorn, Bauch. Spüren Sie nun Ihren ganzen Körper.

Nach innen gehen

Spüren Sie, wie ruhig Ihr Körper geworden ist. Ihr ruhiger Atem passt sich mit seinem sanften Aus- und Einströmen der Ruhe des Körpers an. Achten Sie ein Weilchen auf Ihren Atem und genießen Sie das Gefühl innerer Ruhe – Sie sind zutiefst mit Ihrem inneren Selbst verbunden. Bleiben Sie für zwei bis zehn Minuten in dieser Lage.

Zurückkommen

Gehen Sie mit Ihrer Aufmerksamkeit wieder nach außen. Spüren Sie den Boden unter sich, den Raum um sich herum, hören Sie die Geräusche. Atmen Sie etwas tiefer und beginnen Sie, langsam Finger und Zehen, Knöchel, Arme und Beine zu bewegen. Strecken Sie die Arme über den Kopf und dehnen Sie sich bis in die Fingerspitzen, die Fersen und die Zehen. Dann ziehen Sie die Knie zur Brust, legen die Arme um die Beine, entspannen die Schultern und schaukeln sachte hin und her. Spüren Sie, wie der Rücken sich auf dem Fußboden bewegt. Dann rollen Sie sich auf die rechte Seite und setzen sich in aller Ruhe auf.

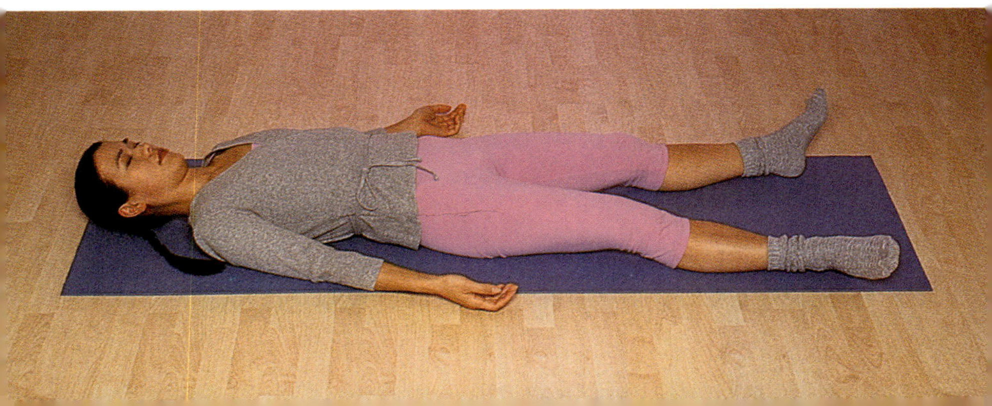

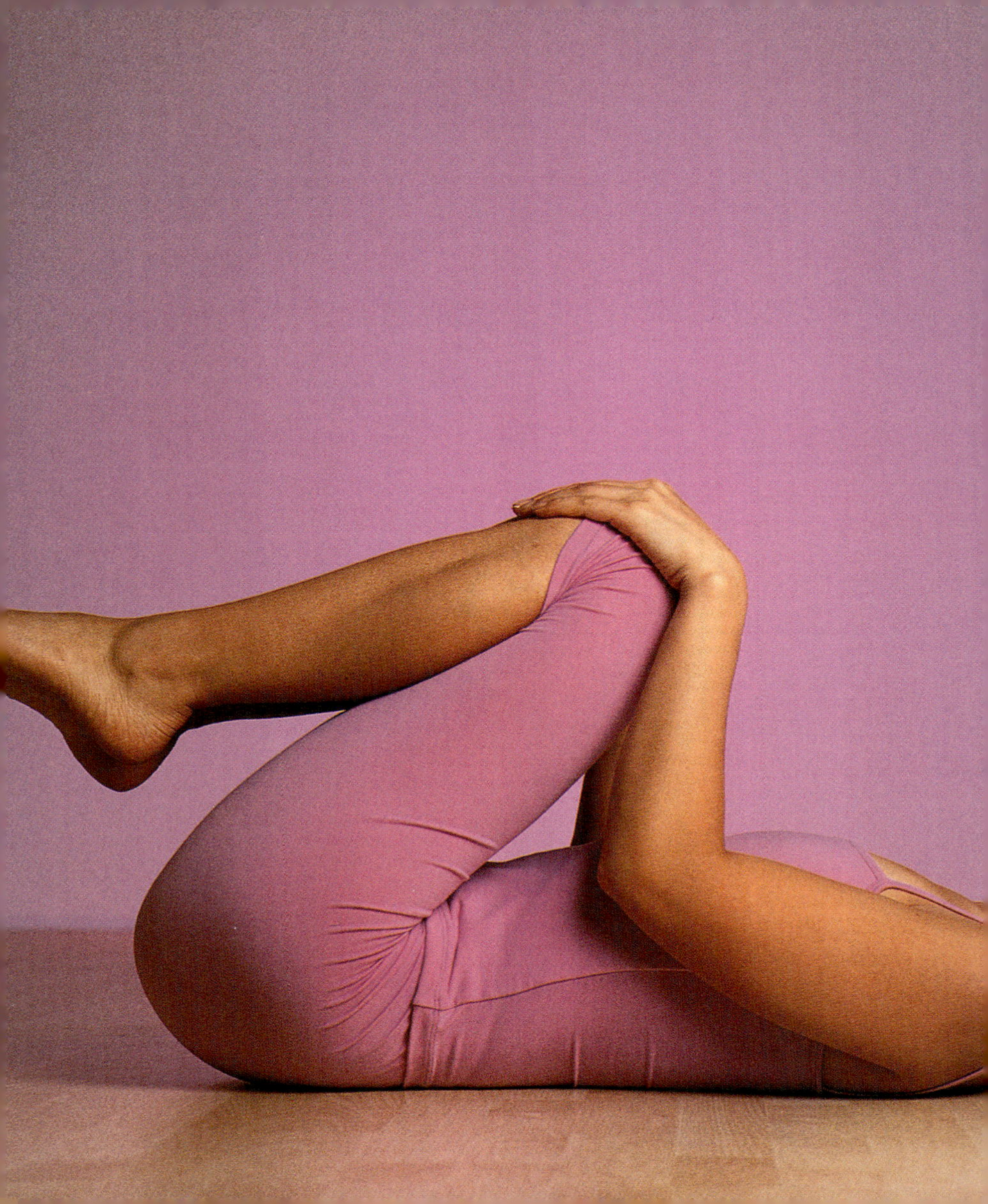

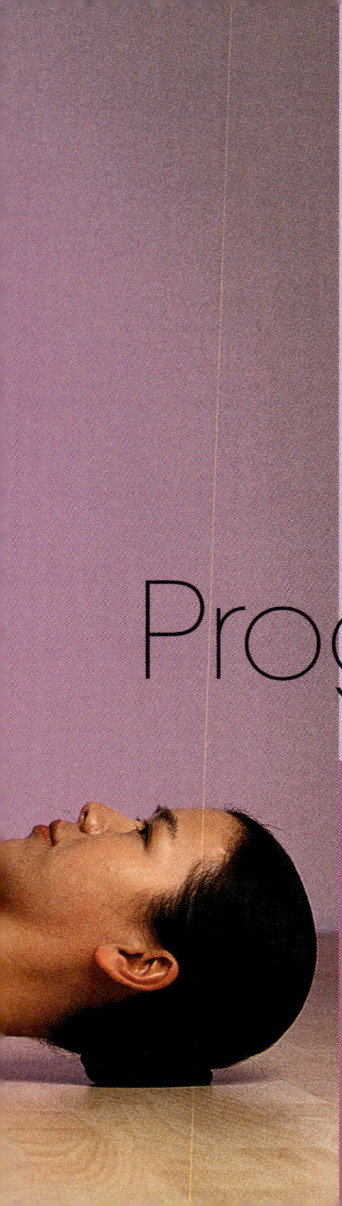

Teil 3

Programme

Hier sind acht Programme für Situationen, in denen Entspannung wichtig ist. Zentrieren Sie sich vor den Übungen und lassen Sie sie anschließend nachwirken. Der Nutzen wird noch verstärkt, wenn die Lebensweise und Lebenseinstellung berücksichtigt werden.

1 Vorbereitung auf den Tag

Traditionell wird Yoga am frühen Morgen geübt. Das hilft, eine innere Ruhe zu entwickeln, mit der Sie die Herausforderungen des Tages bewältigen können. Körperpartien, die nach dem Schlaf noch steif sind, werden sanft geöffnet, damit die Energie mühelos durch den Körper fließen kann.

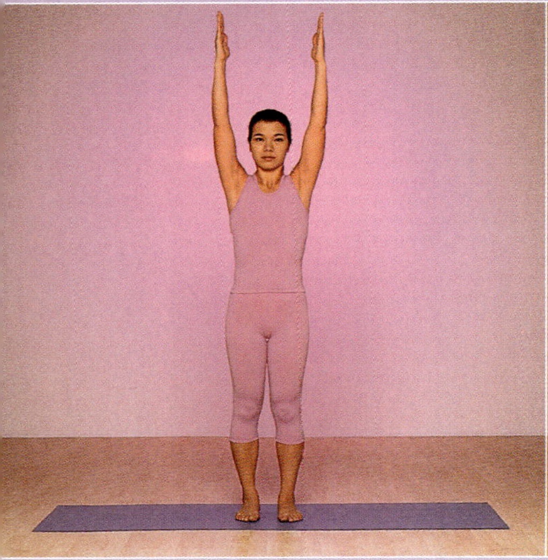

1 Aufwärtsdehnung im Stehen (S. 34)

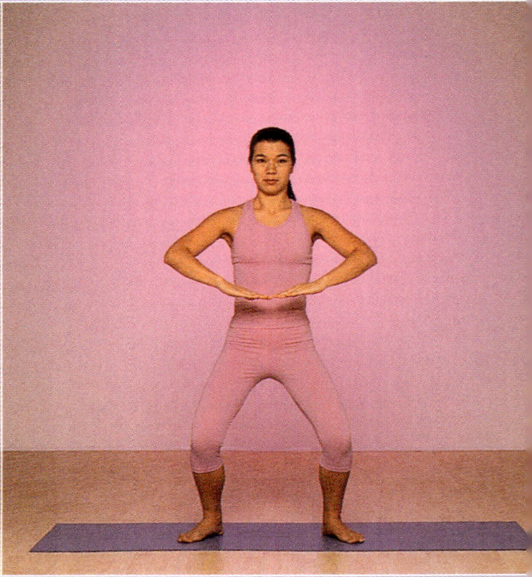

2 »Etagen« - Dehnung (S. 31)

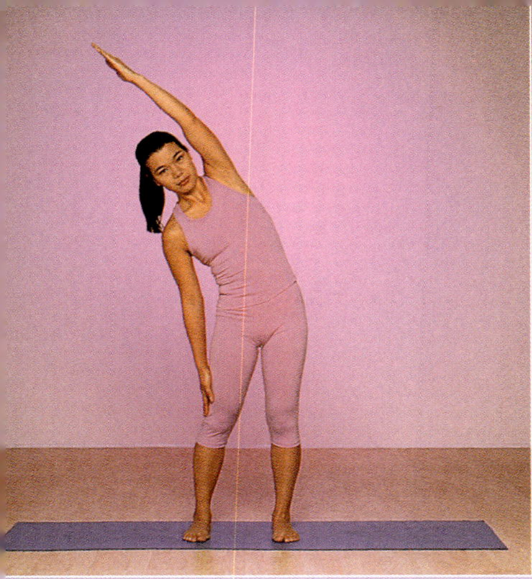

❸ Seitwärtsdehnung im Stehen (S. 37)

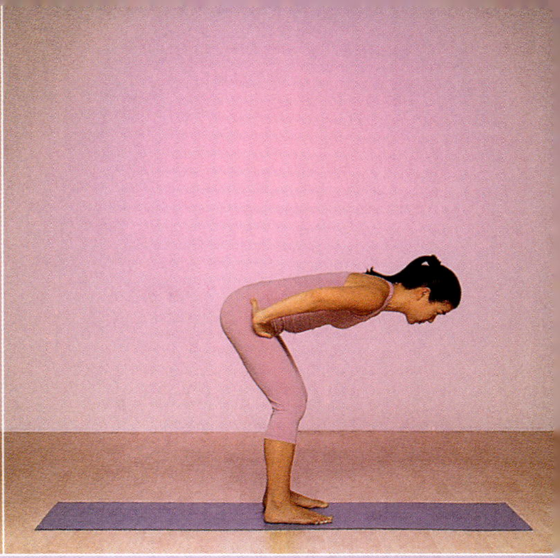

❹ Halbe Vorwärtsbeuge (S. 35)

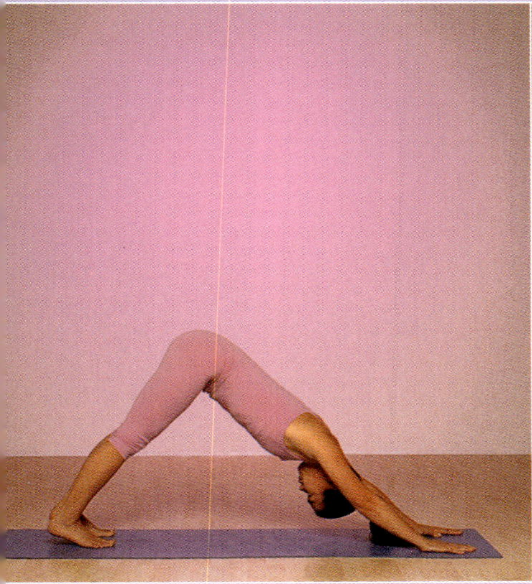

❺ Hund nach unten (S. 52–53)

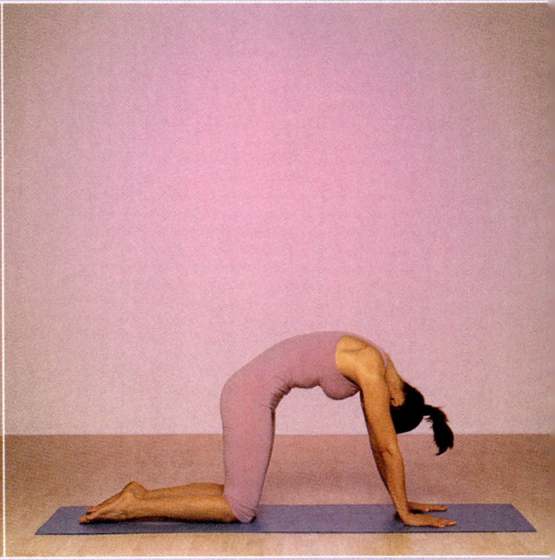

❻ Katze (S. 78–79)

2 Arbeitsplatz – Dehnung

Während der Arbeit im Büro gibt es manchmal das Bedürfnis, sich richtig zu strecken. Dieses Programm lässt sich im Stehen oder im Sitzen auf einem Stuhl mit gerader Lehne durchführen. Sie können die Positionen alle hintereinander üben, aber sie wirken auch, wenn Sie sie in Abständen einzeln praktizieren.

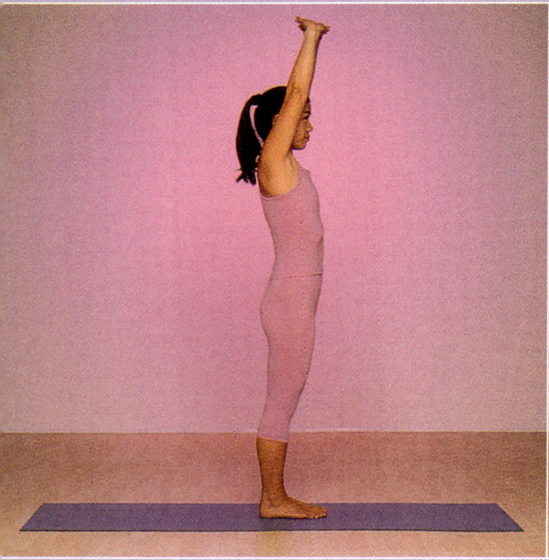

1 Armdehnungen im Stehen (S. 30)

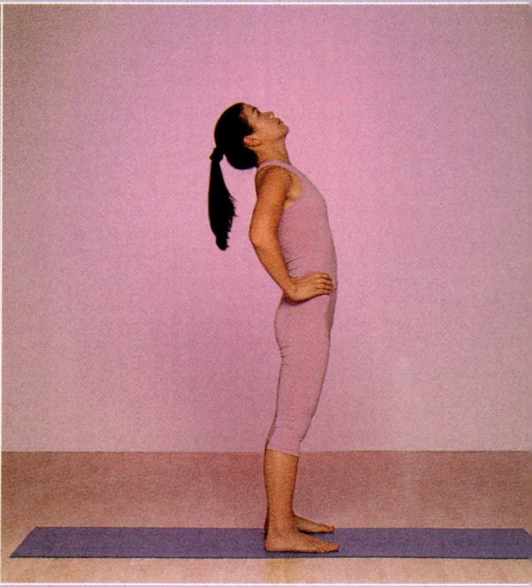

2 Rückendehnung im Stehen (S. 36)

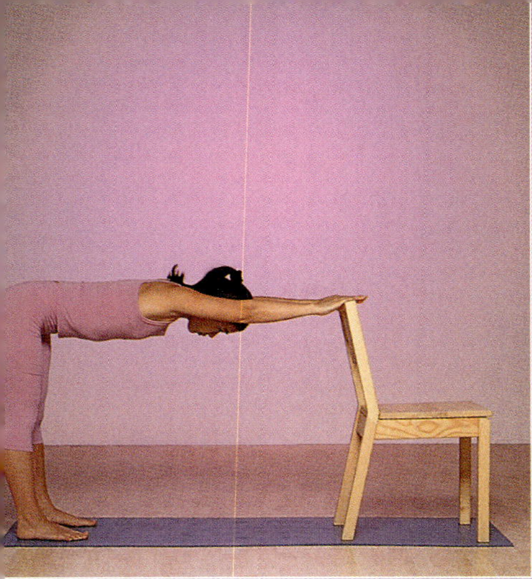

❸ Vorwärtsbeuge mit Stuhl (S. 45)

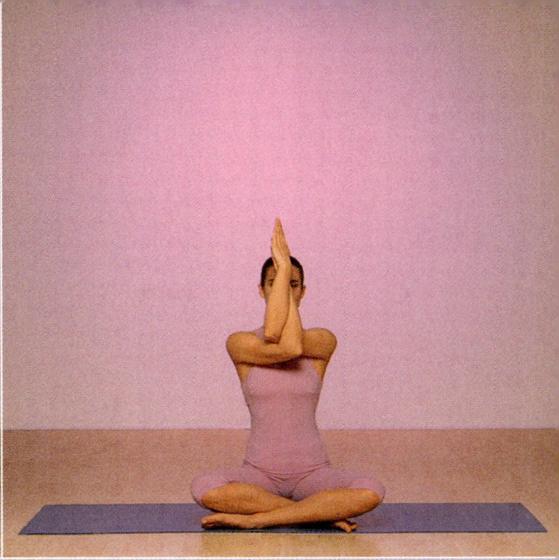

❹ Adler (S. 40–41)

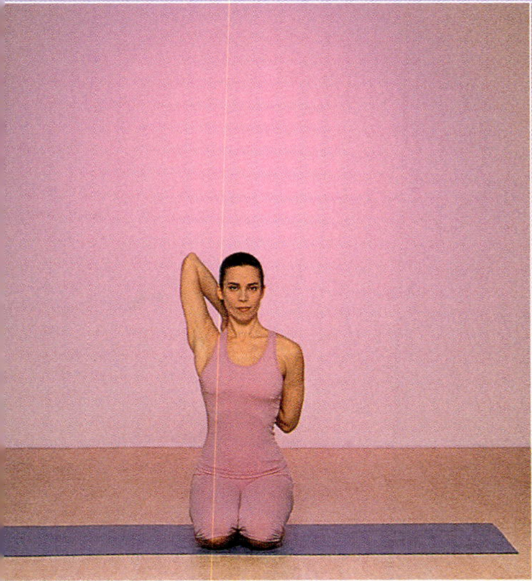

❺ Kuh (S. 42–43)

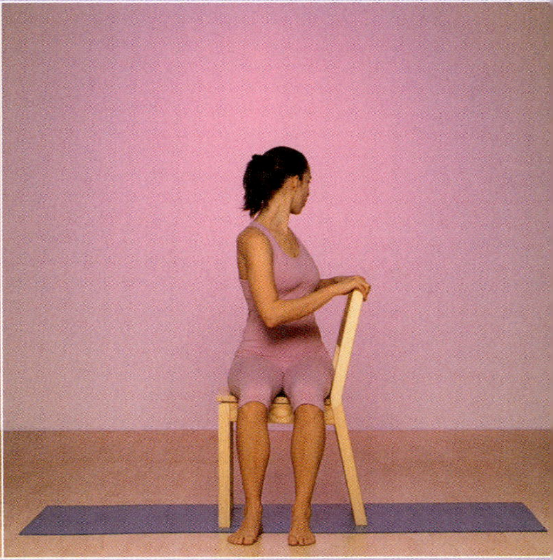

❻ Drehung mit Stuhl (S. 94–95)

3

Mutmacher

Herausforderungen im Beruf führen manchmal dazu, dass der Stresspegel nach oben schießt und die Reserven bis zur Erschöpfung aufgebraucht werden. Dieses Programm gibt Energie und stärkt das Selbstvertrauen, sodass Sie gelassen auftreten und Leistung zeigen können, wenn es darauf ankommt. Üben Sie an einem ruhigen Ort.

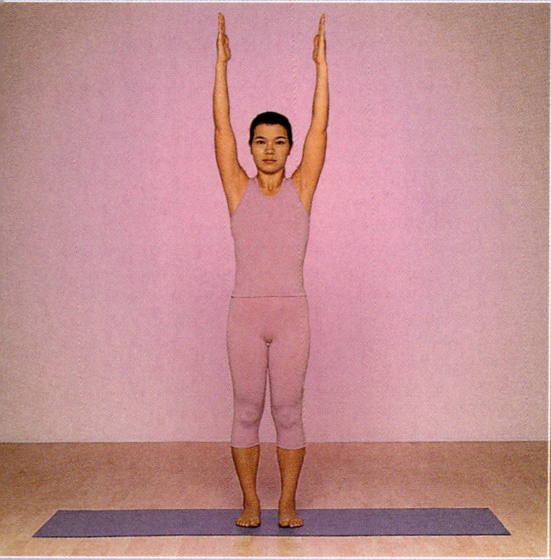

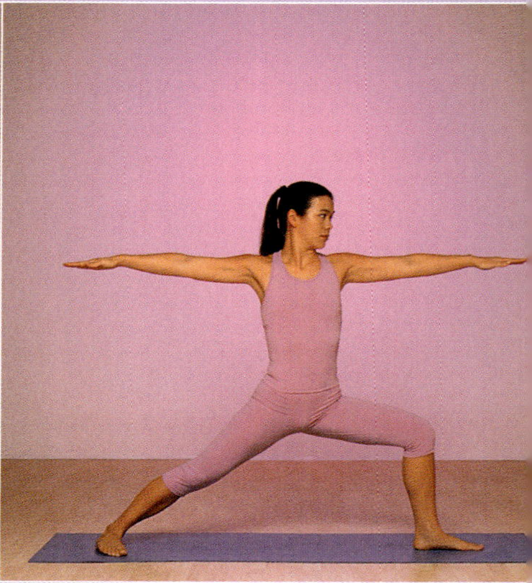

1 Aufwärtsdehnung im Stehen (S. 34)

2 Krieger seitwärts (S. 48–49)

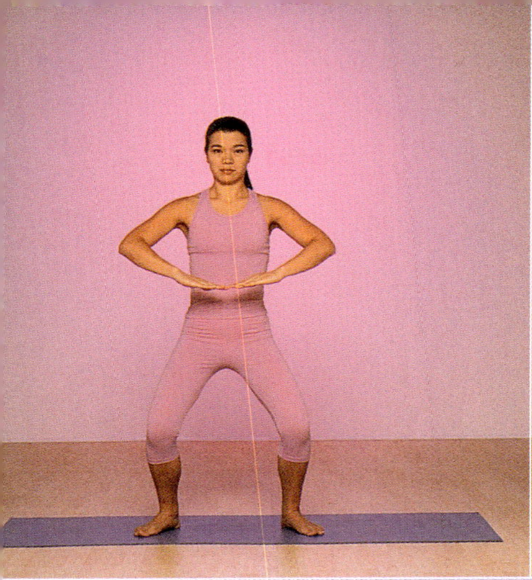

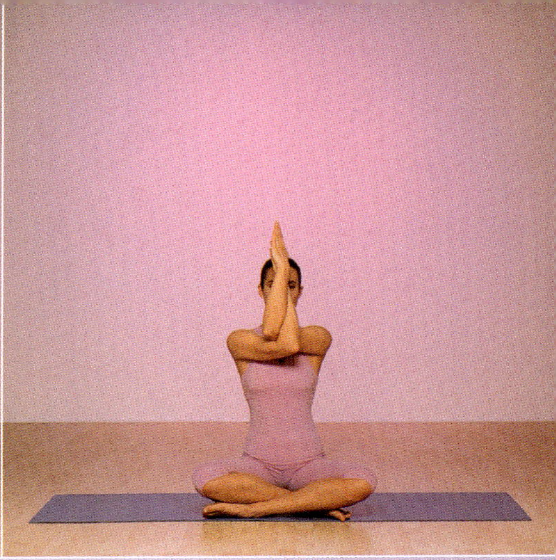

❸ »Etagen« – Dehnung (S. 31)

❹ Adler (S. 40–41)

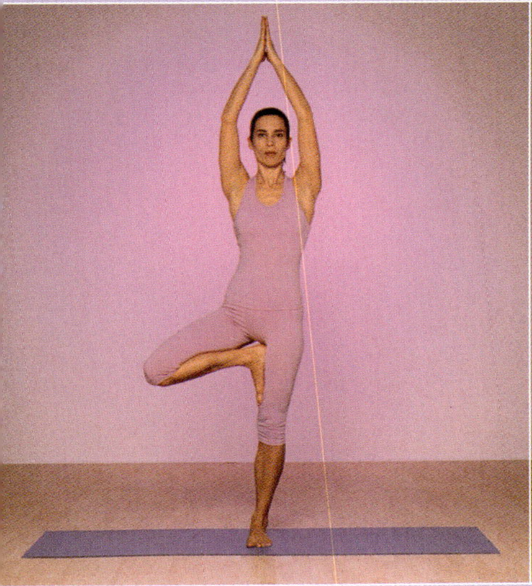

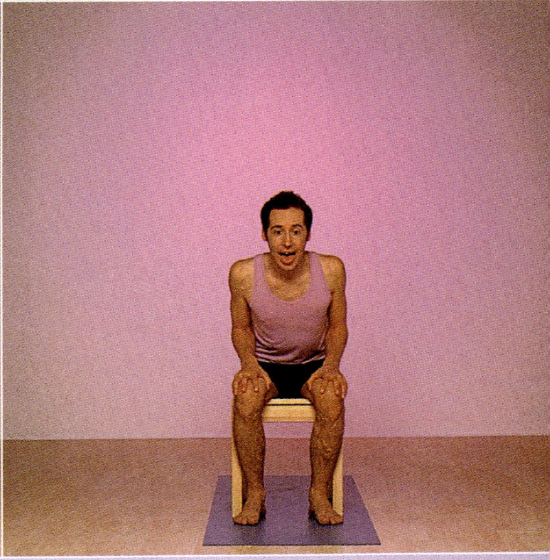

❺ Baum (S. 46–47)

❻ Brüllender Löwe (S. 76–77)

4 Überlebens-techniken

Manchmal ist alles zu viel, und eine Kleinigkeit kann den Stresspegel in die Höhe schnellen lassen. Dieses Programm ist für solche Fälle gedacht! Mithilfe des Atems konzentrieren und zentrieren Sie sich, um zu entspannen und die Fassung wiederzugewinnen. Lernen Sie die Übungen auswendig, um sie notfalls parat zu haben.

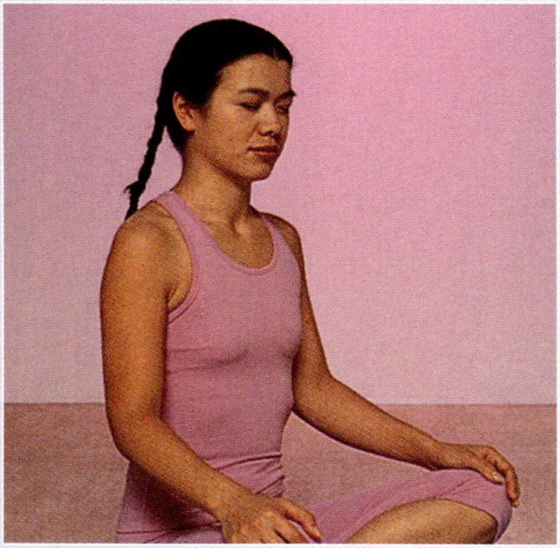

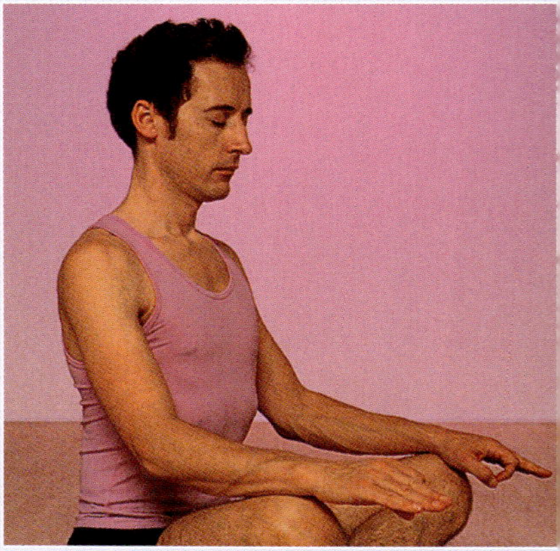

1 Sofort-Entspannung (S. 103)

2 Mudra zum Zentrieren (S. 97)

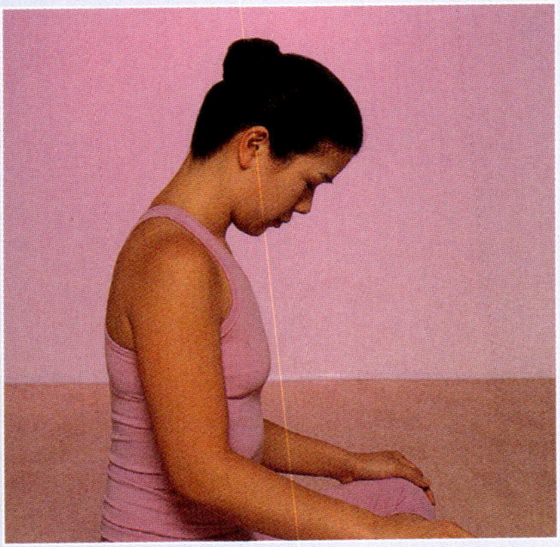

❸ Nackendehnung (S. 32–33)

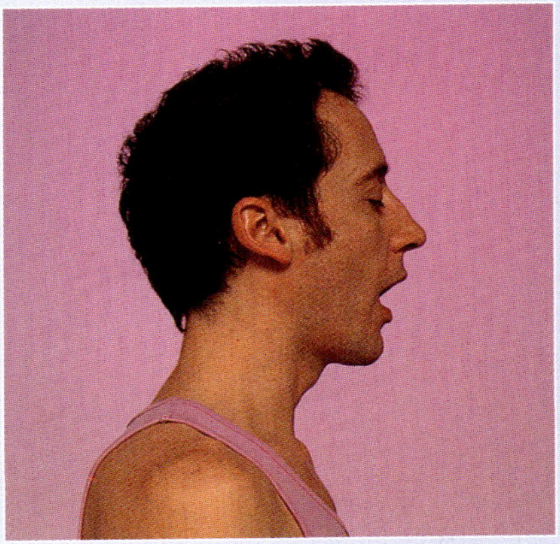

❹ Hörbarer Atem (S. 96)

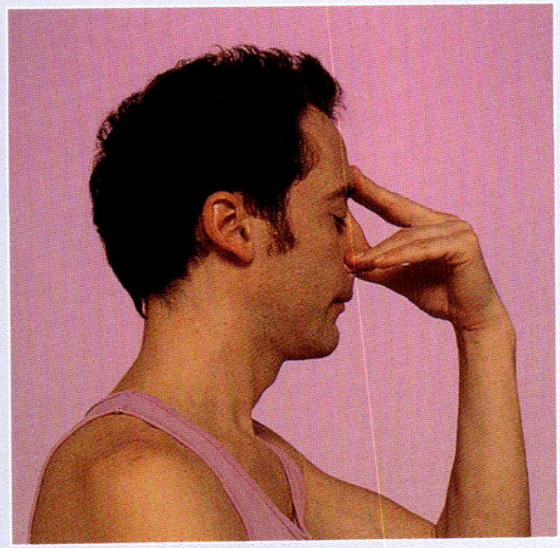

❺ Wechselseitige Nasenlochatmung (S. 96)

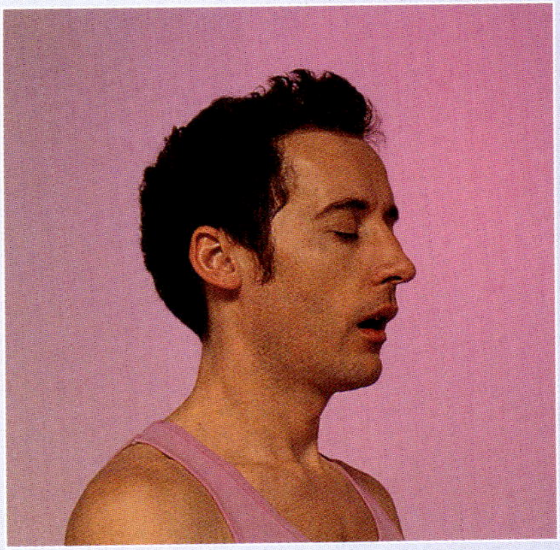

❻ Atmen auf Ton (S. 99)

5 Feierabend – Auftanken

Nach der Arbeit ist oft die einzige Zeit, um sich mit Freunden treffen zu können – doch manchmal hat man dann kaum noch Energie dazu. Dieses Programm hilft, die beruflichen Probleme loszulassen, Energie zu tanken, und Ihnen bleibt genug Zeit, sich frisch zu machen, bevor Sie das Büro verlassen!

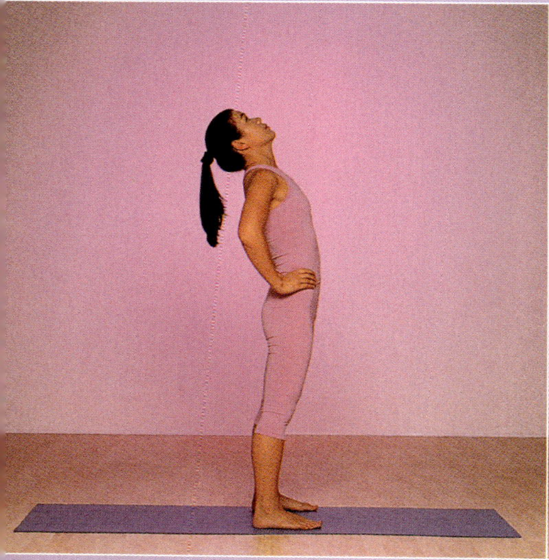

1 Rückendehnung im Stehen (S. 36)

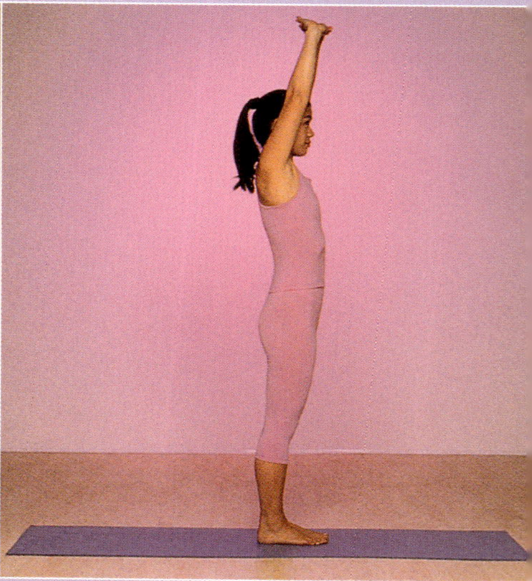

2 Armdehnungen im Stehen (S. 30)

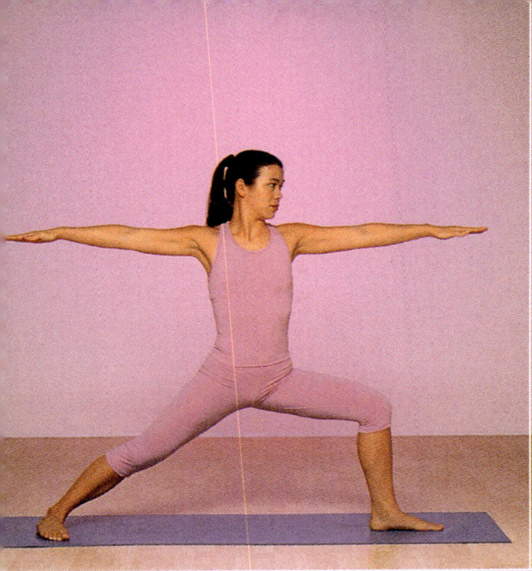

❸ Krieger seitwärts (S. 48–49)

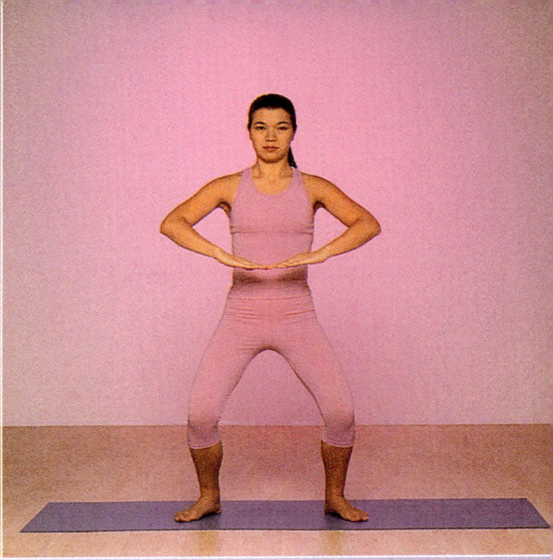

❹ »Etagen«-Dehnung (S. 31)

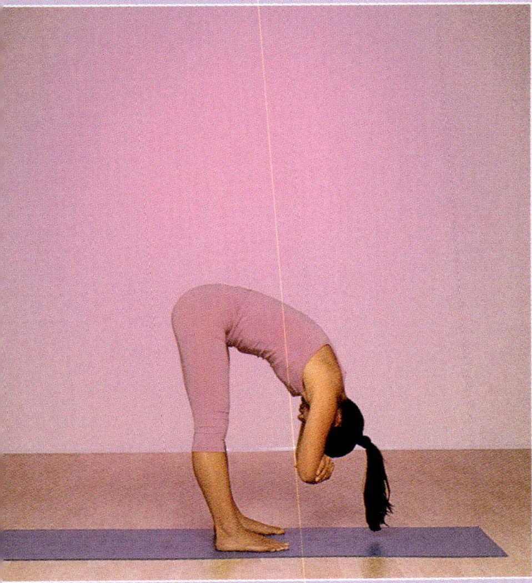

❺ Vorwärtsbeuge (S. 44–45)

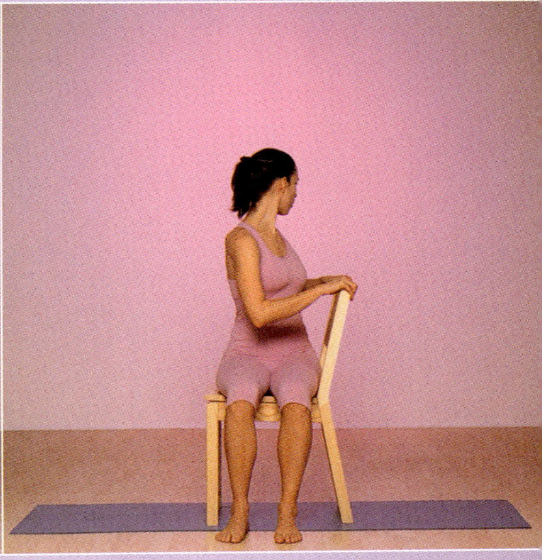

❻ Drehung mit Stuhl (S. 94–95)

6 Abend – Muntermacher

Wenn Sie Platz auf dem Fußboden haben und bequeme Kleidung tragen, können Sie sich mit diesem Programm auf den Abend vorbereiten. Den Rücken nach hinten zu beugen löst Stress und hebt den Energiepegel; die einfache Umkehrposition stellt die innere Ruhe wieder her und lässt die Beine ausruhen.

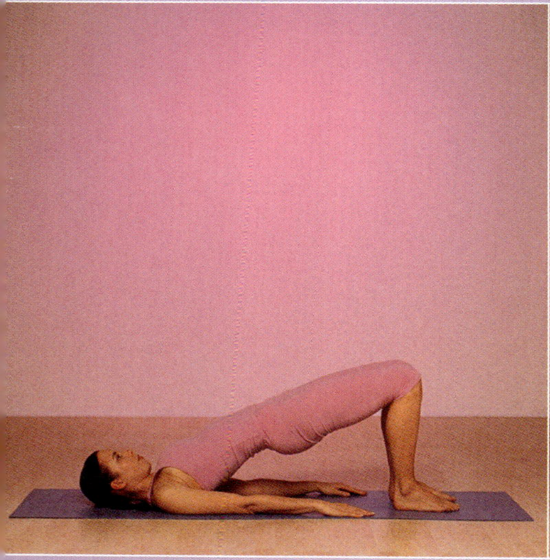

1 Brücke (S. 68–69)

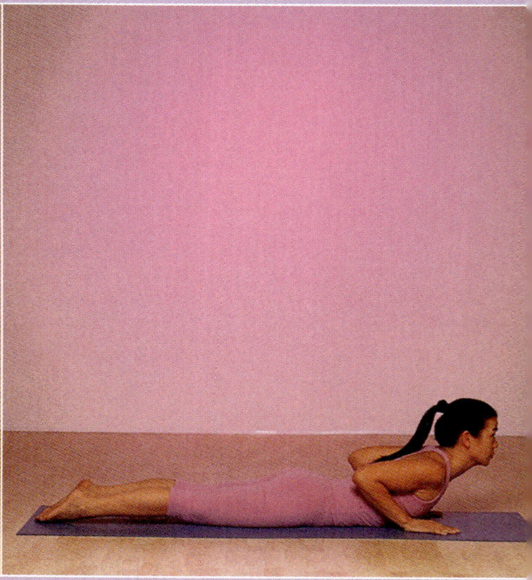

2 Kobra (S. 54–55)

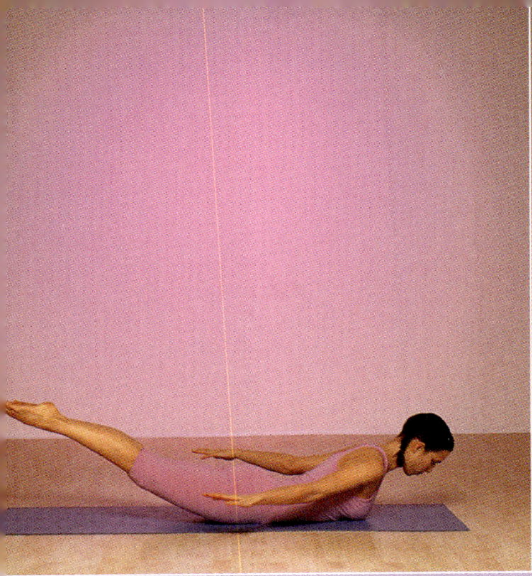

❸ **Heuschrecke** (S. 56–57)

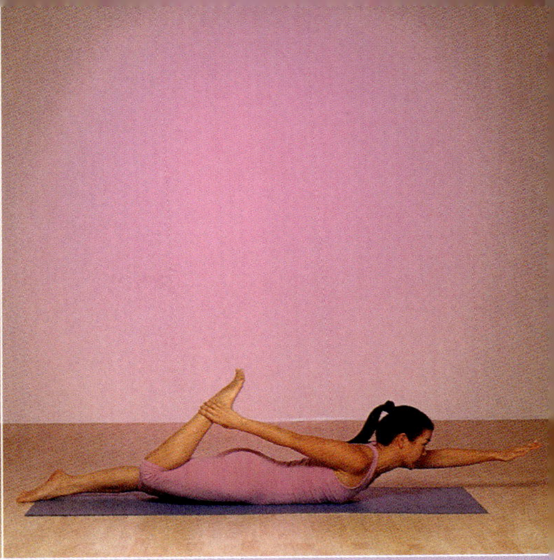

❹ **Halber Bogen** (S. 58–59)

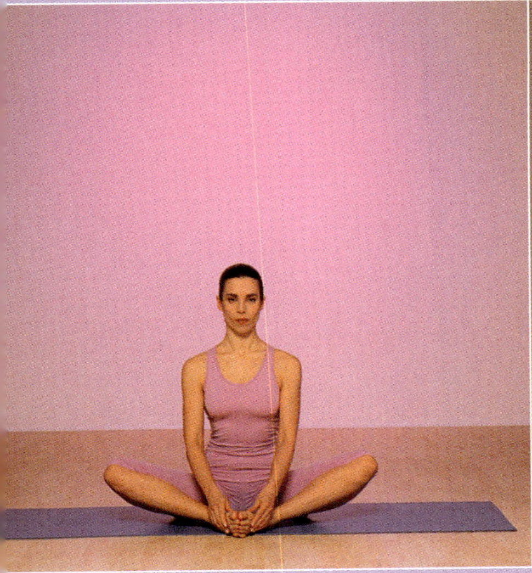

❺ **Schuster** (S. 86–87)

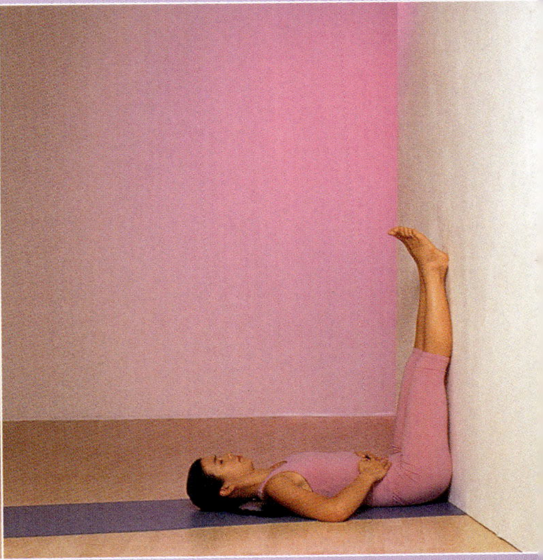

❻ **Beine an der Wand** (S. 70–71)

7 Abend – Entspannung

Wenn Sie nichts vorhaben, machen Sie diese sanften, langsamen Übungen abends zu Hause. Sie helfen, abzuschalten und den Stress des Tages abzuwerfen. In Gleichklang mit dem Atem praktiziert, sind diese Positionen traditionelle Mittel, um körperliche Spannungen zu lösen und Gefühle, unter Druck zu stehen, abzubauen.

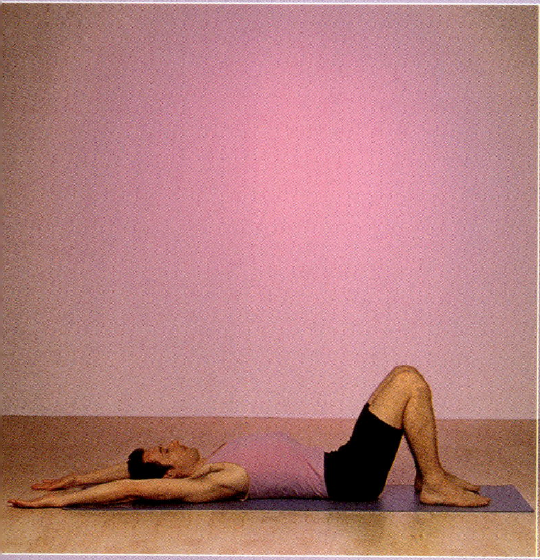

1 Arme über den Kopf (S. 26)

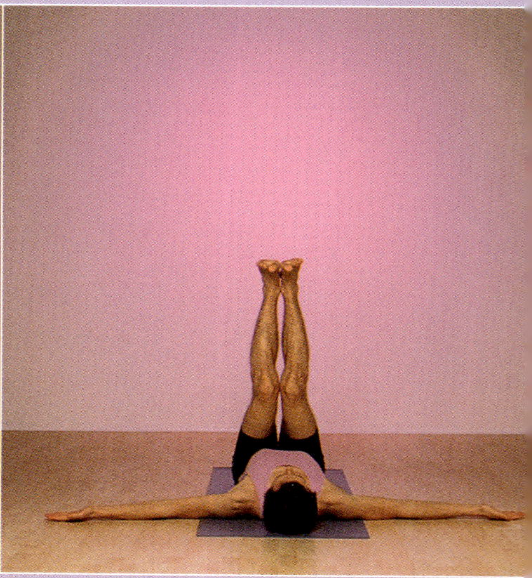

2 Beine hoch, Arme ausbreiten (S. 28)

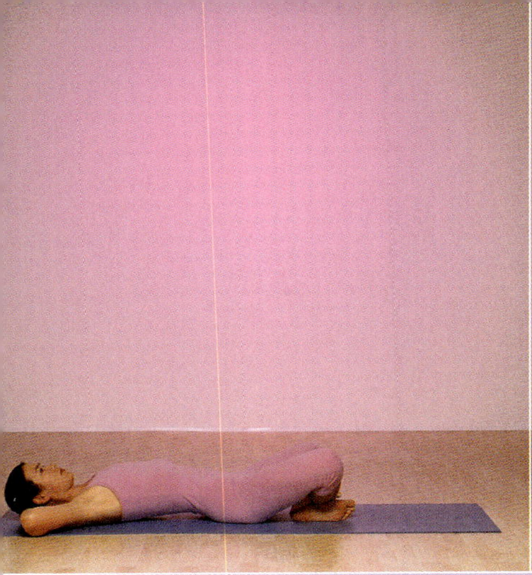

❸ Einfacher Fisch (S. 74–75)

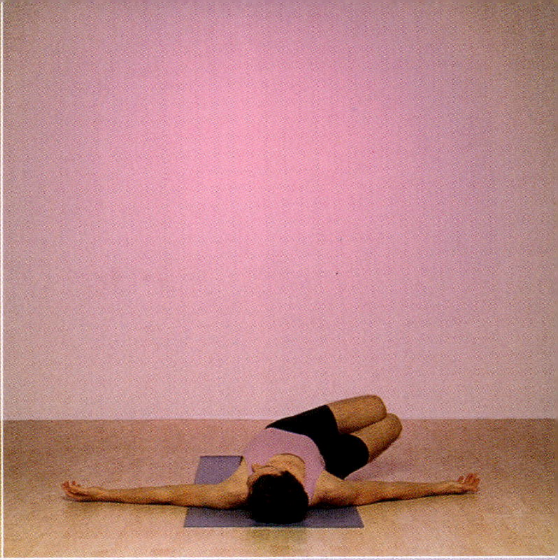

❹ Drehung in Rückenlage (S. 29)

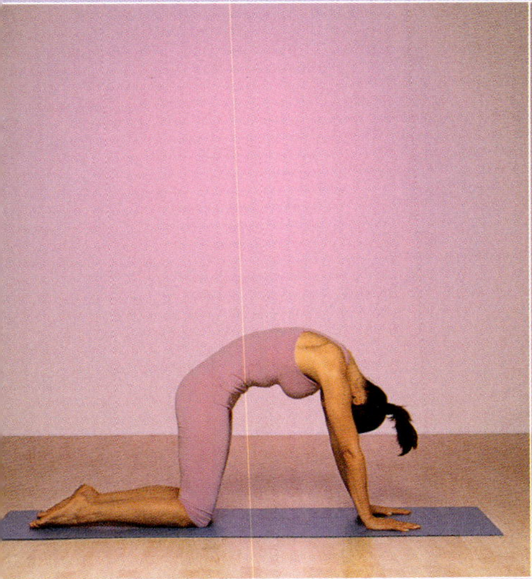

❺ Katze (S. 78–79)

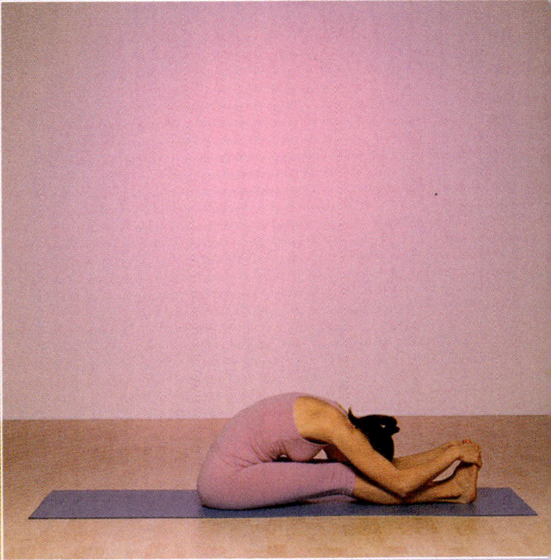

❻ Vorwärtsbeuge im Sitzen (S. 84–85)

8 Wochenend-Erfrischung

Versuchen Sie, am Wochenende regelmäßig Zeit für Yoga einzuplanen. Dieses Programm bietet eine längere Übungsfolge mit einer ausgewogenen Kombination von Stellungen, die jeden Körperbereich weiten und dehnen. Sie werden beim Üben spüren, wie die Energie freier fließt, das Wohlbefinden steigt und der Geist ruhig wird.

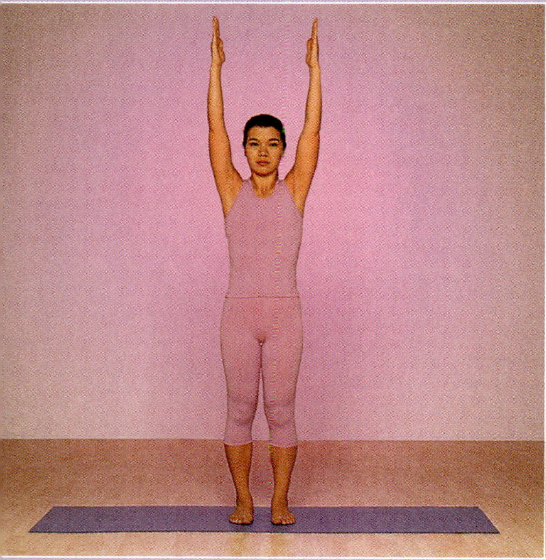

1 Aufwärtsdehnung im Stehen (S. 34)

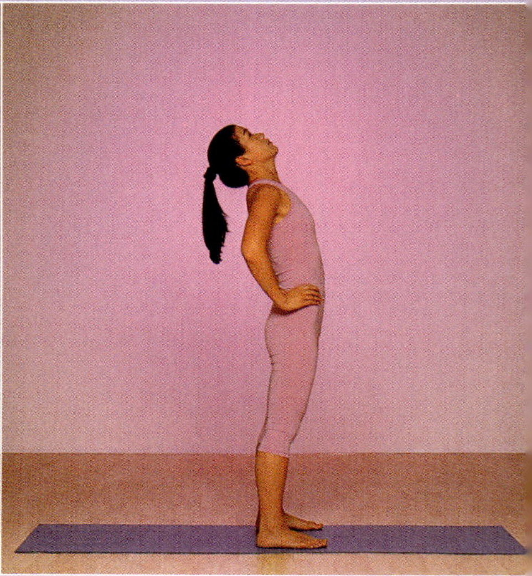

2 Rückendehnung im Stehen (S. 36)

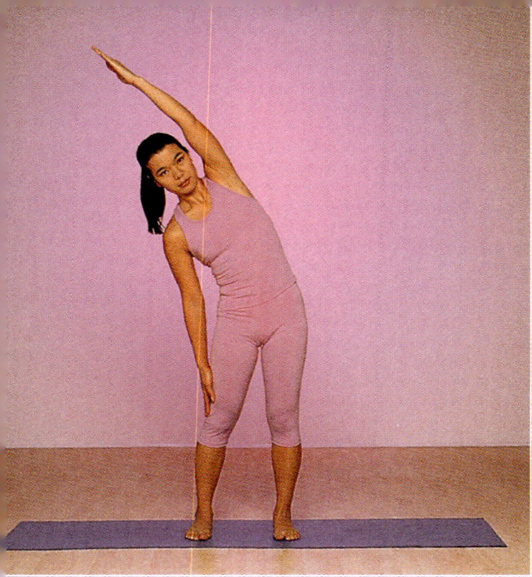

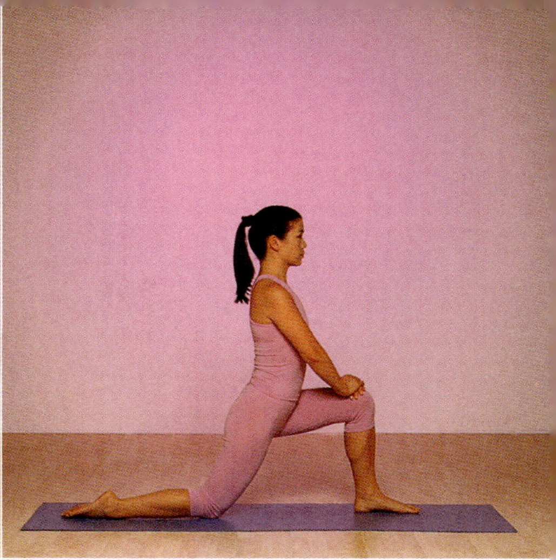

❸ Seitwärtsdehnung im Stehen (S. 37)

❹ Kniender Krieger (S. 50–51)

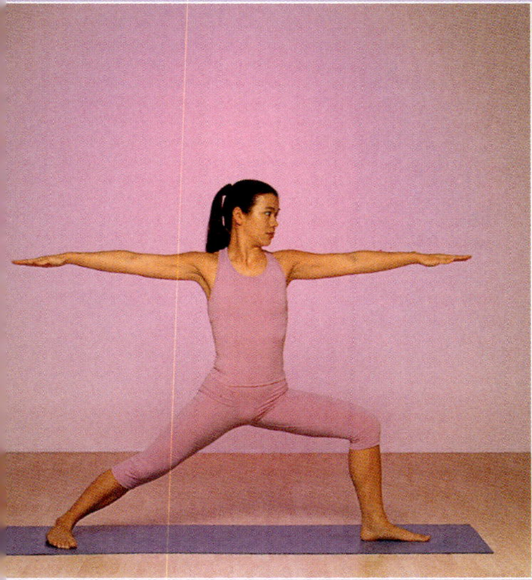

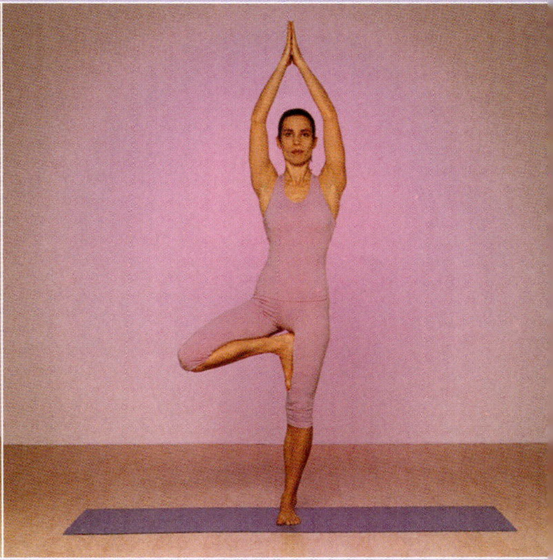

❺ Krieger seitwärts (S. 48–49)

❻ Baum (S. 46–47) ▶

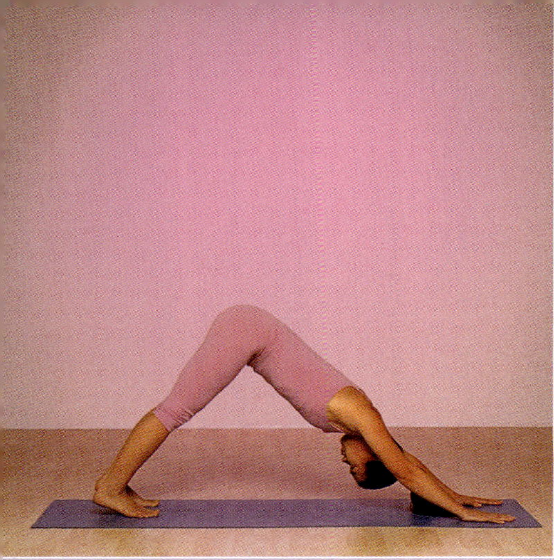

7 Hund (S. 52–53)

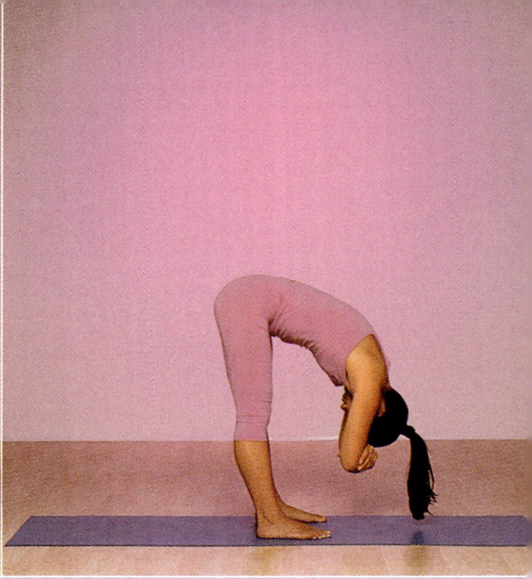

8 Vorwärtsbeuge (S. 44–45)

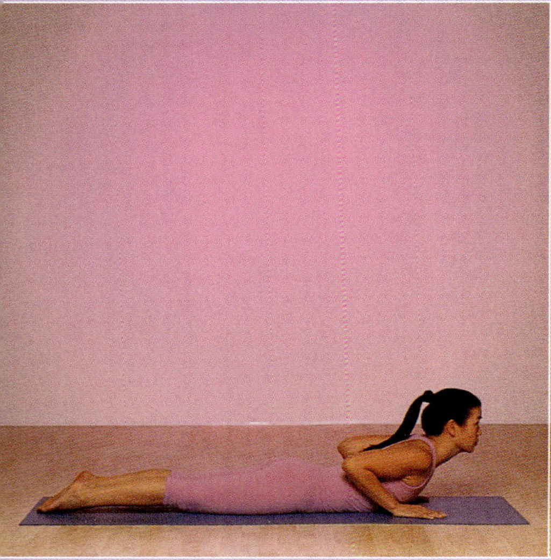

9 Kobra (S. 54–55)

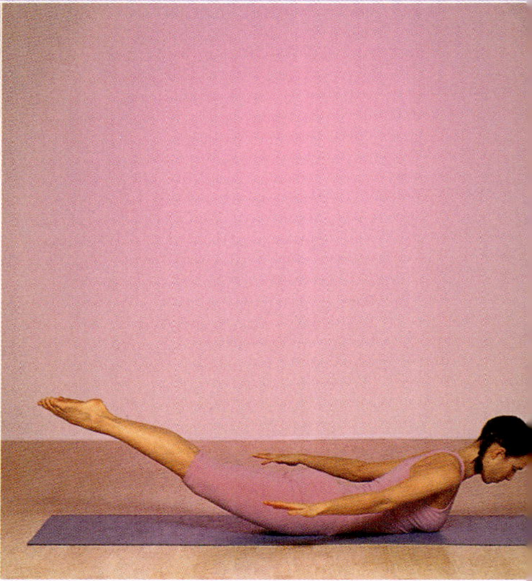

10 Heuschrecke (S. 56–57)

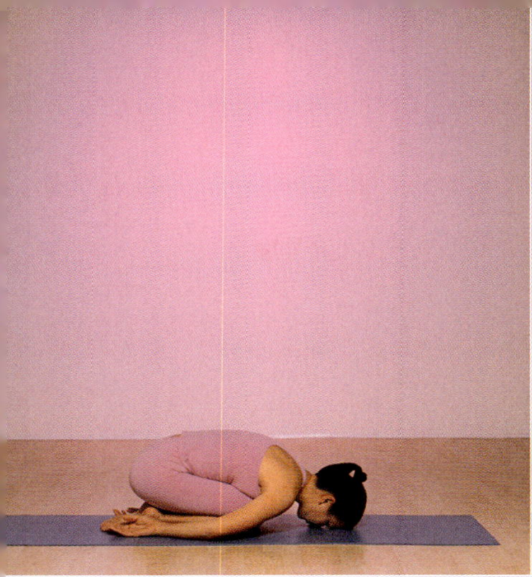

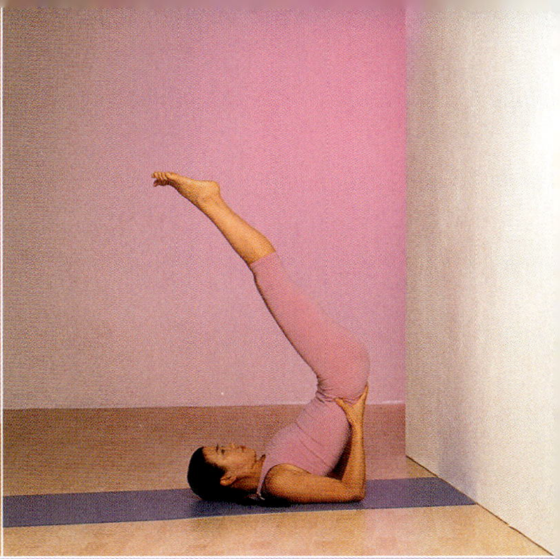

⓫ **Kind** (S. 82–83)

⓬ **Halber Schulterstand** (S. 72–73)

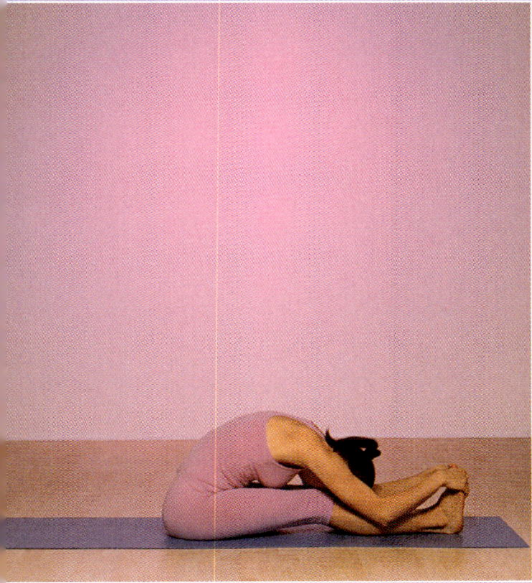

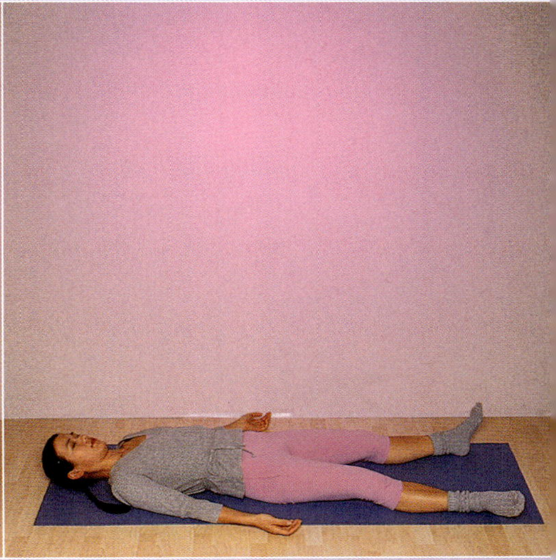

⓭ **Vorwärtsbeuge im Sitzen** (S. 84–85)

⓮ **10-Minuten-Entspannung** (S. 104–105)

Register

Nützliche Adressen

BERUFSVERBAND DER YOGALEHRENDEN IN DEUTSCHLAND E.V.
Jüdenstr. 37
37073 Göttingen
Tel.: 05 51/488 38 08
Fax: 05 51/488 38 60
E-Mail: info@yoga.de
http://www.yoga.de

SCHWEIZERISCHE YOGA GESELLSCHAFT
Aarbergergasse 21
CH-3011 Bern
Tel.: 031/3 11 07 17
Fax: 031/3 11 07 17
E-Mail: sekretariat@syg.ch
http://www.yoga.ch

BERUFSVERBAND DER YOGALEHRENDEN IN ÖSTERREICH
Frau Erika Erber
Tel.: 01/5 48 82 22
E-Mail: boey@yoga.at
http://www.yoga.at

WWW.YOGA-SHOP.DE
Bestellmöglichkeiten rund ums Thema Yoga

Dank

DANK DER AUTORIN

Ich möchte mich bei Dr. Robin Monro für das Angebot bedanken, dieses Buch zu schreiben, bei Peter Falloon-Goodhew für die Koordinierung des Projektes, bei meiner Familie für ihre Geduld und bei allen, die mir wissentlich oder unwissentlich den Weg des Yoga gezeigt haben.

DANK DES VERLAGS

Danke an Catherine MacKenzie für ihre Mitarbeit bei der Buchgestaltung; Helen Ridge, Jane Simmonds, und Angela Wilkes für die Lektoratsassistenz; Dorothy Frame für die Bearbeitung des Registers; Katy Wall für die Umschlaggestaltung; und Anna Bedewell für zusätzliche Bildbeschaffung.

Models: Lee Hamblin, Jane Kemlo, Jade Littler
Photoassistenz: Nick Rayment
Frisuren und Make-up: Hitoko Honbu (Hers)
Studio: Air Studios Ltd.

BILDNACHWEIS:

Der Verlag dankt den folgenden Organisationen und Personen für die freundliche Abdruckgenehmigung.
8: Getty Images/Ian McKinnell;
12: Getty Images /Gary Buss;
16: Getty Images/Anthony Marsland.
Die Rechte für alle anderen Fotos liegen bei Dorling Kindersley. Weitere Informationen unter www.dkimages.com.